在日朝鮮人とハンセン病

金貴粉
Kim Kibun

クレイン

在日朝鮮人とハンセン病◆目次

3 在日朝鮮人、韓国人ハンゼン氏病患者同盟結成と年金闘争

4 南北分断と朝鮮人入所者

3 望郷の思い

【凡　例】

■「在日朝鮮人」という呼称について。歴史的な事情から、彼ら彼女らは時代によって「在日朝鮮人」「在日韓国・朝鮮人」「在日コリアン」あるいは「在日」と呼ばれ、当事者も多様に自称してきたが、本書では、資料からの引用等を除き、「在日朝鮮人」を用いた。そこには、戦前（日本人とされた）から戦後にかけて〝朝鮮人〟と蔑称され差別されてきた人びとの道のりと生き様を取り上げる本書においては、「在日朝鮮人」という呼称の使用がふさわしいとの筆者の考えがある。この呼称によって指し示す対象は、右に挙げた呼称すべてを含んでいる。また、この呼称は朝鮮半島にルーツを持つ「韓国籍」「朝鮮籍」「日本籍」保持者の総称として使用している。言語の呼称についても「朝鮮語」を用いた。

■在日朝鮮人の姓名の読みについて。生前ないし現在にわたって本人が朝鮮語読みを名乗っていたと確認できた場合にかぎり、読み方のルビを振っている。

■引用文について。読みやすさを考慮して旧漢字を新漢字に、漢字をひらがなに置き換えた箇所がある。また読点を付した箇所がある。……は省略である。ルビは、特に断りがないかぎり、原文のとおりである。引用文中に「癩」「北鮮」「半島人」など現在から見れば不適切な用語があるが、歴史的な経緯を踏まえ、そのままとした。

■趙根在氏撮影写真はすべて国立ハンセン病資料館所蔵である。

まえがき　問題の所在と課題

日本に渡りし希《ねが》ひの学成らず　食におはれトンネルを掘る

これは、一九六二年二月、国立療養所多磨全生園で発行されている機関誌『多磨』に掲載された、ある在日朝鮮人入所者[1]の短歌である。学ぶ機会を得るため、植民地朝鮮から日本に渡ってきた彼を待ち受けていたのは、苛酷な労働であった。やがて彼はハンセン病を患い、療養所に隔離されることとなった。

日本には現在、全国に一四ヵ所のハンセン病療養所（国立一三ヵ所、私立一ヵ所）がある。平均

[1]　現在、ハンセン病の病歴者を指す時に、「回復者」、「元患者」などという用語が用いられているが、本書ではそれぞれの時代に使われていた呼称を用いることにする。ただし、戦後になり特効薬が登場し、実際は治癒した入所者が多かった時代においても運動の側面において当事者が自らを「患者」と呼んでいる点から、本書でも「在日朝鮮人ハンセン病患者」などの用語を用いていることをここで断っておきたい。

年齢が八五・五歳（二〇一八年五月時点）の入所者一三三三名（二〇一八年五月時点）の内、在日朝鮮人は五二名（二〇一八年十一月時点）を数える。全国の療養所にはこれまで、沖縄二園と奄美和光園（鹿児島県）を除く国立療養所一〇園と私立療養所三園（神山復生病院、待労院診療所、身延深敬病院）に在日朝鮮人が入所していた記録が残されている（入所者数の多かった三園の資料を文章末に掲載している）。

では、はたしていつ頃から朝鮮人は、日本のハンセン病療養所に入所しているのか。

全生病院（現・多磨全生園）の年報によると、一九二二年に朝鮮人一名の入所記載があり、一九〇九年開設の一三年後にはすでに朝鮮人が入所していることがわかる。同じく一九〇九年開設の外島保養院（現・邑久光明園）、第四区療養所（現・大島青松園）、九州癩療養所（現・菊池恵楓園）でもそれぞれ一九二三年から一九二六年の間にすでに朝鮮人が収容されていたことが年報によって確認できる（本書「資料」参照）。長島愛生園（岡山県）の療養所史である『隔絶の里程』によると、外国人患者（おもに朝鮮出身）は、開所の一九三一年に一五名だったのが、一九四八年には一〇七名にも上り、当時の全入所者の七・八％を占めたという。

邑久光明園入所者の具南順は、「私の周囲には多くの韓国人患者が見受けられました。そしてその事が私を一番驚かせました。私はこの療養所に百人に近い韓国人患者が居るなどとは夢にも思っていませんでした」[2]と、多くの朝鮮人患者が入所していることに驚いている。同じ

在日朝鮮人入所者数(2018年11月時点)

療養所名	男	女	計
松丘保養園(青森県)	0	0	0
東北新生園(宮城県)	0	0	0
栗生楽泉園(群馬県)	4	0	4
多磨全生園(東京都)	5	9	14
駿河療養所(静岡県)	1	0	1
長島愛生園(岡山県)	10	10	20
邑久光明園(岡山県)	0	6	6
大島青松園(香川県)	0	0	0
菊池恵楓園(熊本県)	2	3	5
星塚敬愛園(鹿児島県)	1	1	2
計	23	29	52

■筆者調べ.

く邑久光明園入所者の許順子は朝鮮人数の多さに、「その点お友達が多く心強い」[3]と感じ、先の具南順は「何か力強いものを感じますと共に、異郷の地で大きな病を養っている人の姿に、自分の事を忘れて涙が流れて来ました」[4]と病気や療養生活への不安の中にも同胞がいたことに安堵している。

他園においても、戦後、朝鮮人はますます増えた。一九六二年十一月三日発行の『在日朝鮮人ハンゼン氏病患者同盟支部報』第五一号によると、一九六二年時点での全療養所の朝鮮人入所者数は七一六名であっ

[2] 具南順「一人の女」『孤島』第一集、邑久光明園韓国人互助会、一九六一年、六四頁。
[3] 許順子「永い時間の中で」『孤島』第二集、韓国人ハンセン氏病療養者の生活を守る会、一九六二年、四四頁。
[4] 前掲、「一人の女」、六四~六五頁。

たことがわかる。その後、減少していくが、その割合は一九七一年まで六パーセント前後を維持していたのである（一九六〇年以降の在日朝鮮人入所者数の資料も同じく文章末に掲載）[5]。

一般社会に比べ、ハンセン病療養所における朝鮮人入所者数の割合は高かった。なぜ、これほど多くの朝鮮人が日本のハンセン病療養所に入所しているのか。朝鮮人の入所経緯について、先に紹介した『隔絶の里程』には次のように記されている。

戦前、朝鮮出身者のほとんどは労務者として故国を離れた人々であり、強制連行されてきた者も多い。なかには家族も知らぬうちに田んぼから拉致され、釜山港から麻縄で数珠つなぎされてきた者もいた。[6]

「労務者」として苛酷な労働を強いられた人びとがハンセン病に限らず、病にたおれたのは想像に難くない。また、男性だけではなく、女性も日本で厳しい生活を余儀なくされる中で、療養所に入所することになった。邑久光明園入所者の金玉先は自らと同じ朝鮮人入所者に対し、「生活に追われて日本へ渡って来て、充分な生活を築くいとまもないままに、真っ黒な絶望の世界へ投げ込まれた」[7]と証言している。

ハンセン病は、らい菌による慢性の感染症であるが、その感染や発病には生活環境が大きく影響する。在日朝鮮人のハンセン病患者が多かった理由について、日本近現代史研究者の山田昭次は、「日本帝国主義の過酷な収奪」によって、朝鮮民衆の生活が「低く押し下げられていたから」だと指摘する[8]。このことからも、ハンセン病療養所における在日朝鮮人の存在理由が、日本による朝鮮の植民地支配によるものであったことがわかる。

歴史学における在日朝鮮人ハンセン病患者・回復者についての研究は、前に紹介した立教大学・山田昭次ゼミナールによる多磨全生園の在日朝鮮人入所者の聞き取り集『生きぬいた証に』の他、金永子による「ハンセン病療養所における在日朝鮮人の闘い――「互助会」（多磨全生園）の活動を中心に」等にとどまる。しかしその後、『ハンセン病問題に関する検証会議最終報告書』（公益財団法人日弁連法務研究財団、二〇〇五年）や『近現代日本ハンセン病問題資料集成』（不二出版、二〇〇三年～）の刊行などにより、資料に基づいた実態が徐々に明らかになりつつある。

長年にわたりハンセン病患者・回復者を縛り続けてきた「らい予防法」が一九九六年に廃止

[5] 金永子「ハンセン病療養所における在日朝鮮人の闘い――「互助会」（多磨全生園）の活動を中心に」『四国学院大学論集』第一一一号、第一一二号合冊、二〇〇三年十二月、一一〇頁。
[6] 長島愛生園入園者自治会『隔絶の里程』日本文教出版、一九八二年、一五六頁。
[7] 金玉先「収容所で」『孤島』第二集、二七頁。
[8] 立教大学史学科山田ゼミナール『生きぬいた証に』緑蔭書房、一九八九年、八頁。

され、一九九八年に熊本地方裁判所国家賠償請求訴訟が二〇〇一年に原告側勝訴となったことはいまだ記憶に新しい。同時に、なぜこれほど長い間、隔離政策が継続してきたのかという点をはじめとし、さまざまな問題点が大きく取りざたされた[9]。

日本におけるハンセン病政策は、一九〇七年に法律第十一号「癩予防ニ関スル件」によって始められ、一九〇九年には全国五ヵ所に府県立による連合の「癩療養所」が設立された。当初は、放浪するハンセン病患者を収容対象としていたが、一九三一年に制定された「癩予防法」では、その対象が全患者となり、隔離政策が強化されることとなった。この間、療養所運営を行うための患者の労働力搾取や、所長に与えられた裁判を経ずして患者を処罰できる「懲戒検束権」によって、多くの患者が園内につくられた監禁室へ拘留される等、患者への人権侵害が数多く発生した。

戦後、特効薬プロミンの登場や、ハンセン病療養所の患者による初めての全国組織である「全国癩療養所患者協議会」（現・全国ハンセン病療養所入所者協議会「全療協」）が結成され、日本におけるハンセン病政策も大きく変わるかに思われた。患者団体は「らい予防法闘争」を行い、国や社会に法律の問題点を強く訴え、外出制限や秩序維持規定についても改善を求めた。

しかし、結局、戦前のものとはほとんど内容を変えられることなく一九五三年、「らい予防法」として継続されることになる[10]。それまでの「癩予防法」の内容と重なる部分を多く残し、国際的な潮流にもそぐわない形で戦後において出発したのである。

それに加え、その成立背景には、「密入国」朝鮮人ハンセン病患者への取締り強化の強調があった[11]。しかし、「韓国癩」と呼ばれた朝鮮人ハンセン病患者が取締り強化される必要性を示す事由は、実態と異なっており、物理的根拠を欠いたものであった。

日本の敗戦によって、在日朝鮮人たちは「解放」を迎えたはずであった。しかし、その後の体制の中でも継続して患者たちの生き方は大きく制限させられてしまった。日本という場所で「癩」と診断され、他の入所者と同様に療養所で生きてこざるを得なかった在日朝鮮人ハンセン病患者にとっても、日本の敗戦は「解放」であるはずだった。しかし、彼ら、彼女らは、さらなる苦難の道を歩まざるを得なくなってしまった。「朝鮮人」であり、かつ「ハンセン病患者」

[9] 厚生労働省は有識者を集め、「ハンセン病問題に関する検証会議」(二〇〇二年~二〇〇五年)を開催し、ハンセン病患者の歴史を検証するとともにあらゆる角度からの責任について明らかにした。

[10] 「次期国会に再びらい予防法改正を望む」『全患協ニュース』第三二号、一九五三年一〇月。またGHQによるハンセン病政策も、ハンセン病療養所のできるかぎり速やかな再開または継続とうたわれていることから、戦前から続く日本の政策を引き継ぐものであり、変わることがなかった(SCAPIN〔連合国軍最高司令官指令〕―48「日本帝国宛覚書　公衆衛生対策」連合国軍最高司令官総司令部、一九四五年九月二二日)。

[11] 藤野豊『ハンセン病と戦後民主主義』岩波書店、二〇〇六年、一〇九頁。

である在日朝鮮人ハンセン病患者・回復者たちは、どのように日本の療養所の中で生き抜いてきたのか。これが本書の課題である。

ただ、この課題を明らかにするための方法には、朝鮮人ハンセン病患者・回復者に関することであるがゆえの困難さが伴う。なぜなら、植民地支配により日本人に比べ教育の機会を奪われていた朝鮮人入所者の識字率は、日本語、朝鮮語のどちらにおいても低かったからである。自らの境遇を文章として書き残せた者は多くはない。一九六〇年代初頭に出された朝鮮人入所者の証言集である『孤島』を編集した崔南龍も、当時の朝鮮人入所者の識字率の低さを次のように振り返っている。

それが、なかなか書けない。日本人のように学問がない。自分たちで書けないから聞き書きをしようとするのだけど、自分の本籍さえ言えない人もいる。何歳でどこに上陸したかもはっきり言えない。日本語がうまくしゃべれない人、読めない人が多くいました。自分が住んでいたのが、神戸か大阪か尼崎かさえわからない。「川が流れとったなあ」「大きな家があったなあ」。そんなあいまいな話をまず箇条書きし、それをなんとかまとめて訴えの内容にしてまとめました。[12]

本書では、こうした実情を踏まえ、朝鮮人入所者が紡ぎあげた短歌などの表現活動や文化活動を含め、回復者が歩んできた道のりと生き様を聞き書きだけでなく、各種の資料を通して明らかにしていく。

ところでハンセン病療養所の朝鮮人入所者は病との闘いだけではなく、日本の誤ったハンセン病政策に対する闘い、ハンセン病患者への差別・偏見との闘い、そして朝鮮人であるがゆえの日本人社会との闘いを強いられてきた。

一九六〇年、多磨全生園においてある若い在日カメラマンが一人の入所者を撮影した。ほとんどの入所者が写真撮影を拒む中で、「私でお役にたてれば」と承諾してくれたその人物の両目は失明し、両手の後遺症も重かった。カメラマンは意を決して「よろしくお願いします」と言い、互いの呼吸や熱気が伝わるほど近づいて正面から撮り始めた。上半身、全身、周囲を入れ込んだ全景を撮った後、後ろに引き、横に廻ってなりふり構わず撮り続けた。その人物は何度もカメラマンに「ゴクローさん」と言った後、「これだけは社会の皆さんに伝えて下さい」と言い、次の短歌を詠んだ。

……………………

〔12〕 崔南龍「復刻にあたって」『孤島』解放出版社、二〇〇七年、二六〇頁。

朝鮮に帰る希《のぞ》み薄れつつ　唯もんもんと　月日ふり行く

その人物は「朝晩に教会の鐘を聞くと故郷の空を思い出し、無性に帰りたくなるのです。こんな姿になっても、もういくらもない命だと思うと……」と語った。

その入所者の名は、金成大《キムソンデ》。冒頭の歌を詠んだ彼は、日本での学びの機会を得られず、その後も生きるための労働に追われ、発病、そして入所したのであった。彼の祖国への郷愁の念は、生き別れた家族への想いでもあったに違いない。祖国に帰りたくとも帰ることが制度上の制約によって許されなかった彼は、「希《ねが》ひの学」も「朝鮮に帰る希《のぞ》み」もかなわず、日本でこの世を去った。

日本の療養所には金成大をはじめとする朝鮮人が多数存在していた、そして今も存在している。朝鮮人入所者の動向を解明することは、日本社会のハンセン病患者に対する差別的制度を検証する上でも必須の作業である。しかし、先に述べたように残念ながらその研究蓄積は多くないばかりか、資料不足や当事者の激減などにより、年々その解明は困難さを増している。「これだけは社会の皆さんに伝えて下さい」と切実に訴える彼の姿を改めて想起し、本書を進めていきたい。

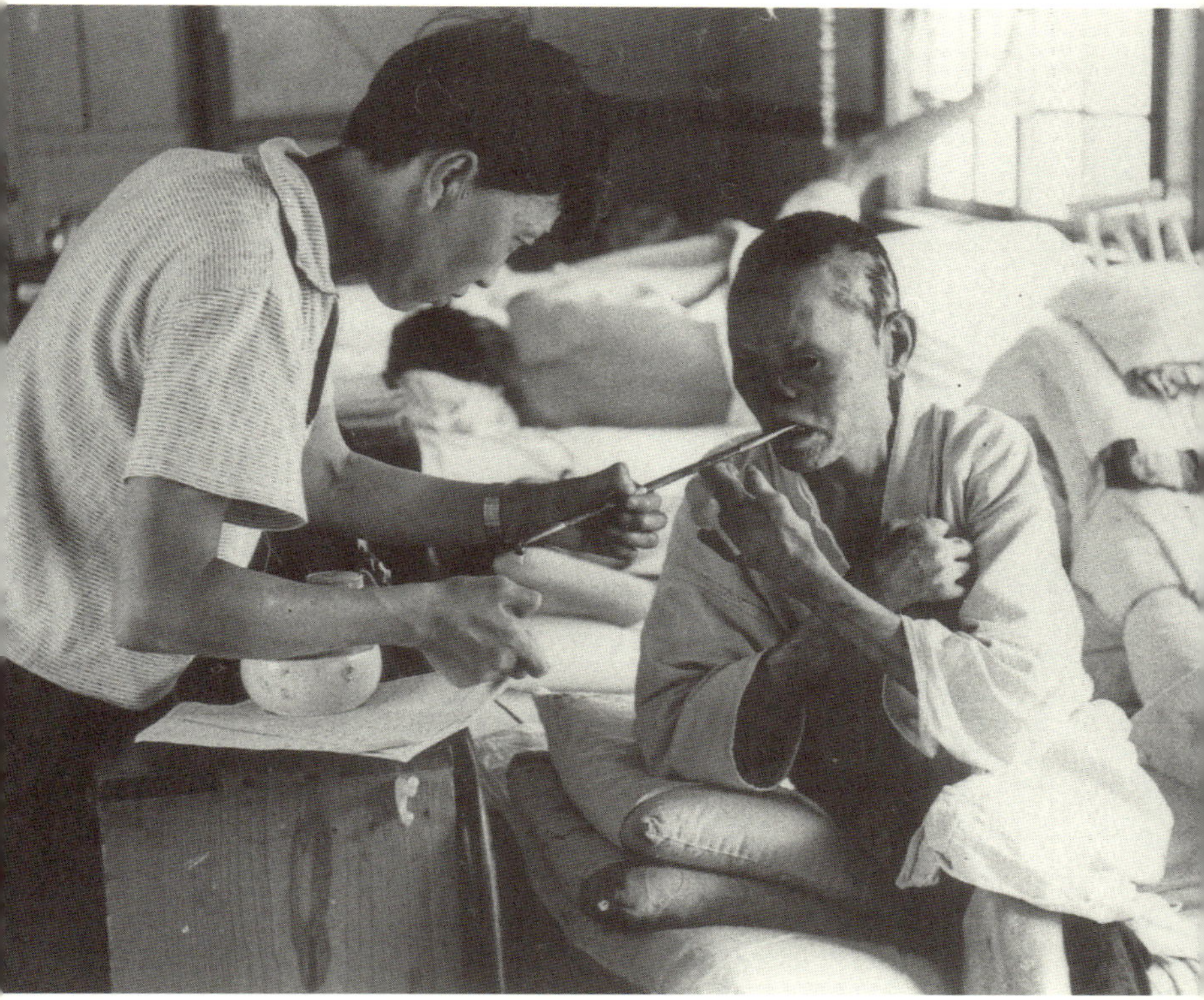

患者を見舞う
（多磨全生園 1961年／趙根在撮影）

「多磨全生園」在日朝鮮人入所者数

年	在日朝鮮人		在日韓国人		合計	全体数
	男	女	男	女		
1922(大正11)	1				1	535
1923(大正12)						592
1924(大正13)	1	1			2	640
1925(大正14)	2	1			3	736
1926(大正15・昭和1)	4	1			5	782
1927(昭和2)	8	2			10	817
1928(昭和3)	11	1			12	904
1929(昭和4)	13	1			14	993
1930(昭和5)	6	1			7	1053
1931(昭和6)	20	4			24	1092
1932(昭和7)	19	3			22	1103
1933(昭和8)	26	3			29	1109
1934(昭和9)	25	4			29	1050
1935(昭和10)	23	5			28	1090
1936(昭和11)	22	5			27	1132
1937(昭和12)	25	5			30	1200
1938(昭和13)	20	4			24	1169
1939(昭和14)	22	5			27	1191
1940(昭和15)	27	6			33	1208
1941(昭和16)	36	10			46	1309
1942(昭和17)	52	11			63	1418
1943(昭和18)	—	—			—	—
1944(昭和19)	18	13			31	1407
1945(昭和20)	65	8			73	1221
1946(昭和21)	54	7			61	1118
1947(昭和22)	—	—			—	—
1948(昭和23)	55	11			66	1101
1949(昭和24)	58	13			71	1128
1950(昭和25)	62	14			76	1144
1951(昭和26)	67	14			81	1181
1952(昭和27)	67	14			81	1188
1953(昭和28)	70	14			84	1190
1954(昭和29)	73	11			84	1199
1955(昭和30)	80	15			95	1204
1956(昭和31)	81	16			97	1204
1957(昭和32)	82	16			98	1196
1958(昭和33)	85	15			100	1196
1959(昭和34)	24	7	62	9	102	1180
1960(昭和35)	37	8	46	9	100	1178
1961(昭和36)	36	8	45	10	99	1139
1962(昭和37)	24	8	55	10	97	1108

■著者調べ(各園年報等). 多磨全生園は，朝鮮籍・韓国籍別の統計をとっている.
[−]は年報等が存在しておらず不明.
表の年度以降の数字は各園の年報等で公開されておらず不明.
※朝鮮籍は北朝鮮籍を表すものではない.

「長島愛生園」在日朝鮮人入所者数

年	在日朝鮮人		合計	全体数	年	在日朝鮮人		合計	全体数
	男	女				男	女		
1931(昭和6)	14	1	15	453	1946(昭和21)	3	1	4	1299
1932(昭和7)	14	2	16	500	1947(昭和22)	60	29	89	1216
1933(昭和8)	28	3	31	751	1948(昭和23)			107	
1934(昭和9)	38	5	43	1008	1949(昭和24)	83	36	119	1487
1935(昭和10)	42	9	51	1143	1950(昭和25)	94	39	133	1496
1936(昭和11)	36	12	48	1212	1951(昭和26)	98	42	140	1580
1937(昭和12)	36	10	46	1338	1952(昭和27)	109	46	155	1606
1938(昭和13)	38	12	50	1391	1953(昭和28)	127	48	175	1640
1939(昭和14)	47	16	63	1453	1954(昭和29)	131	50	181	1646
1940(昭和15)	49	14	63	1533	1955(昭和30)	141	51	192	1701
1941(昭和16)	24	11	35	1784	1956(昭和31)	144	57	201	1727
1942(昭和17)	59	20	79	1883	1957(昭和32)	141	61	202	1708
1944(昭和19)	91	26	117	1851	1958(昭和33)	144	61	205	1738
1945(昭和20)									

■著者調べ(各園年報等). 空白年は年報等で数字が公開されておらず不明.
表の年度以降の数字は各園の年報等で公開されておらず不明.
1948年のみ『隔絶の里程』(日本文教出版, 1982年)より記載.

「邑久光明園」在日朝鮮人入所者数

年	在日朝鮮人		合計	全体数	年	在日朝鮮人		合計	全体数
	男	女				男	女		
1923(大正12)	1		1	366	1944(昭和19)	65	19	84	1134
1924(大正13)	1		1	385	1945(昭和20)	57	19	76	871
1925(大正14)	1		1	406	1946(昭和21)	47	19	66	817
					1947(昭和22)	24	8	32	699
1935(昭和10)	8	1	9	370	1948(昭和23)	38	12	50	723
1936(昭和11)	—	—	—	—	1949(昭和24)	42	22	64	767
1937(昭和12)	5	1	6	322	1950(昭和25)	54	28	82	839
1938(昭和13)	5	0	5	467	1951(昭和26)	65	28	93	894
1939(昭和14)	9	1	10	635	1952(昭和27)	76	30	106	938
1940(昭和15)	32	2	34	828	1953(昭和28)	76	29	105	944
1941(昭和16)	43	7	50	1036	1954(昭和29)	82	31	113	963
1942(昭和17)	40	14	54	1139	1955(昭和30)	82	31	113	963
1943(昭和18)	58	15	73	1171					

■著者調べ(各園年報等). 空白年は年報等で数字が公開されておらず不明.
[—]は年報等が存在しておらず不明.
表の年度以降の数字は各園の年報等で公開されておらず不明.

全国ハンセン病療養所内
在日朝鮮人入所者数と全入所者数

年	在日朝鮮人入所者数	全入所者数
1960(昭和35)	634	11930
1962(昭和37)	716	11467
1968(昭和43)	590	10242
1974(昭和49)	554	9311
1985(昭和60)	398	7568
1987(昭和62)	356	7143
1989(平成1)	356	6773
1992(平成4)	321	6252
1994(平成6)	302	5821
1996(平成8)	281	5413
1999(平成11)	245	4676
2001(平成13)	232	4417
2011(平成23)	102	2203
2012(平成24)	100	2049
2014(平成26)	83	1765
2018(平成30)	52	1333

■全国の入所者数は，全国ハンセン氏病患者協議会『全患協運動史』(一光社，1977年)，全国ハンセン病療養所入所者協議会『復権への日月』(光陽出版社，2001年)，『ふれあい福祉だより』(ふれあい福祉協会，第9号・2011年，第10号・2012年，第12号・2014年)より作成．在日朝鮮人入所者数は，『在日韓国・朝鮮人ハンセン病患者同盟支部報』より作成(2018年は筆者調べ)．

※在日朝鮮人入所者の統計資料不足のため，年の間隔が一定ではない．また可能な範囲で全国入所者数と比較できる数値を精査した．

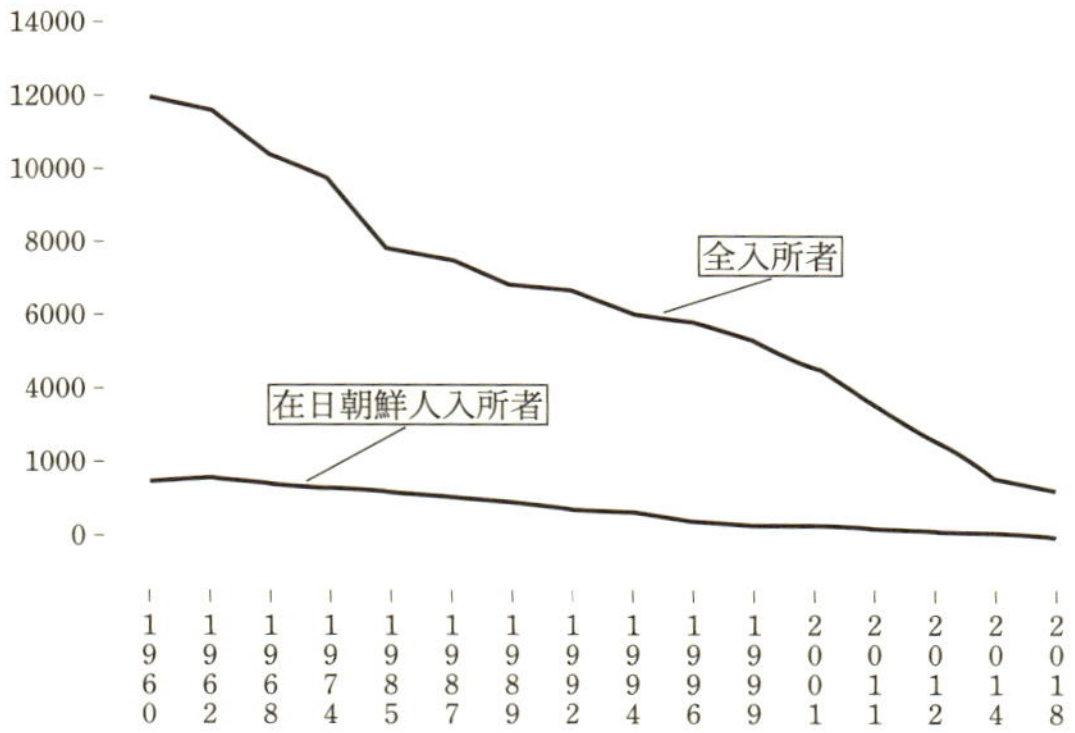

I

ハンセン病対策と朝鮮人

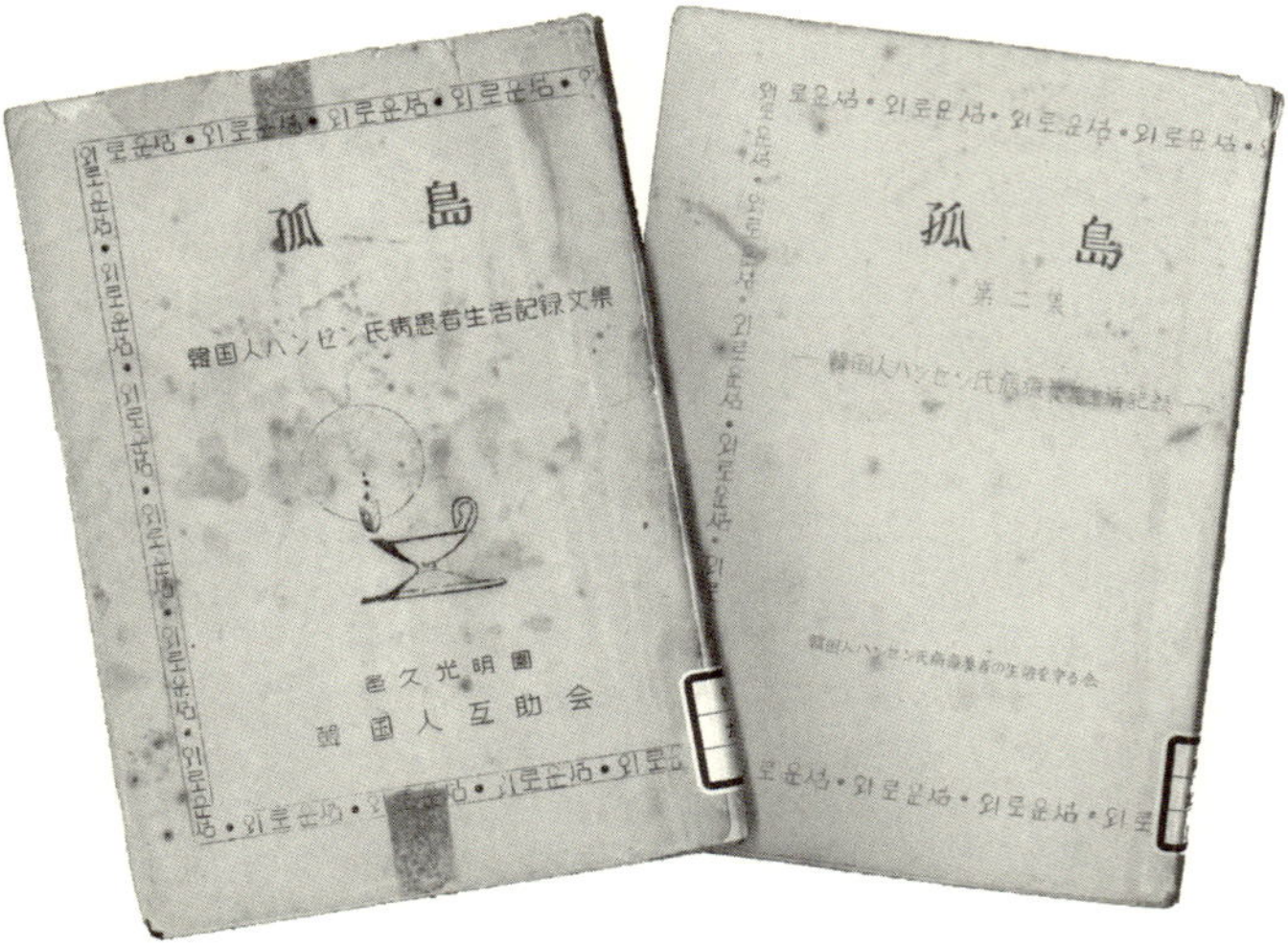

『孤島』第一集(左)と第二集(右)
(国立ハンセン病資料館蔵)

1

戦前日本の「癩対策」と朝鮮人

一　日本における隔離政策の始まり

ハンセン病はらい菌による慢性の感染症であり、感染をしてもすぐに発病するということはない。感染、発病には衛生環境や生活の状態が大きく関わり、貧困や食糧難などにより発病者を多く生むため、かつてはアジア・アフリカの植民地に多く、「植民地病」ともされてきた。欧米諸国と同等の「文明国」を目指していた明治期の日本において、ハンセン病患者の存在は「国辱」ともいえるものであった。

一八七三年、ノルウェーの医学者であるアルマウェル・ハンセン（一八四一―一九一二）がらい菌を発見し、一八九七年にベルリンで開催された国際会議においてハンセン病が感染症であることが周知されることとなった。ここでハンセンは、その対策において隔離が最適であることを主張し、それが日本における隔離政策の理由の一つともなったのである。

しかし、日本では近代以前から家族内感染が多かったために遺伝病と考えられ、患者が出ると「癩筋」の家とみなされていた。神社や仏閣に放浪する患者の姿が近代以前から見られていたのは、家族とも縁を絶たなければならなかった患者がそれだけ多かったからである。化学療法が確立していない時代、その治療法は民間療法か皮膚病に効くとされる温泉療法しかなく、温泉周辺にも患者たちは集落をつくっていた。

また、国による政策が始められる以前の一八八〇年代からは主に欧米からの宗教者たちによってつくられた私立療養所が存在していた。キリスト教の信仰に基づいた療養所では、患者に対して治療と宗教的な救済を与えることを目的としており、終生隔離はうたわれていなかった。

それではなぜ、日本は隔離政策をとることになったのであろうか。そこには感染症であるということだけではなく、一八九九年から欧米人の「内地雑居」が実現し、それらの人びとの日本国内における居住や旅行が可能となったことがあげられる。同年、第一三回帝国議会において根本正ら議員から「癩病患者及乞食取締ニ関スル質問」が出され、その中でコレラ以上に危険な疾病であることと、患者の存在が「日本帝国ノ威光ヲ増減セシムヘキ重大問題」(『第一三回帝国議会衆議院議事速記録』)ということが主張された。

しかしながら、「伝染病予防法」改正の議論が起こった当初、内務省はコレラのような急性感染症とハンセン病は異なるとし、隔離の対象とはならないとしていた。その後、欧米の宗教者によるハンセン病救済事業がなされているにもかかわらず、日本政府は何もしなくてよいのかという世論が起こり、それもまた日本の隔離政策を推し進めることとなった。一九〇六年に医学者であり、衆議院議員の山根正次らによって出された議員立法案であった「癩予防法案」がほぼ同じ内容の政府案「癩予防ニ関スル法律案」として出され、翌一九〇七年にそのまま法律第十一号「癩予防ニ関スル件」として成立することとなった。日本によるハンセン病政策はこのようにして始められたのである。

一九〇〇年当時、内務省調査によると、日本のハンセン病患者数は三万余名とされていた。しかし、一九〇九年、全国五ヵ所に設立された連合府県立の「癩療養所」の定員は計一一〇〇名に過ぎなかった。開所当初の収容対象が各地を放浪する患者であったことからも、感染症対策というよりは「文明国」を目指す日本において、それにふさわしくない存在であるとされた患者の排除がその目的であったことがわかる。基本的に療養所は、そのような思想を基盤として設置されたため、治療により患者を治癒させ、退所させ、社会に戻すという考えではなく、文字通り「終生隔離」の場として一生をそこで終わらせることを目的にしていたのである。

一九一六年には「癩予防ニ関スル件」が改正され、全国の所長には裁判を経ずして患者を処罰することのできる懲戒検束権までもが与えられた。それにより非人道的な監禁室が全国の療養所内につくられ、最高三〇日以内（二ヵ月まで延長可能）の監禁や七日以内二分の一までの減食、さらに三〇日以内の謹慎、譴責という処罰をする権利が所長に認められたのである。

その後、隔離政策は強化されていく。一九二〇年、内務省設置の保健衛生調査会において「根本的癩予防策要項」が決定され、収容対象者を全患者へ広げることを求めたのである。それにより、一九三〇年、岡山県に初めての国立癩療養所である長島愛生園が開園した。一九三一年、それまでの「癩予防ニ関スル件」は「癩予防法」に改正され、以後、国立の療養所が全国に次々と増え、一九四四年に新設された駿河療養所を合わせ、全部で一三ヵ所を数えるに至ったのである。

二　朝鮮における隔離政策

それでは一九一〇年以降、日本の植民地とされた朝鮮ではどのような政策がとられたのだろうか。

朝鮮もまた、日本と同様、近代以降、欧米人宗教者たちによって私立療養所がつくられていた。朝鮮における初めての「救癩施設」は一九〇七年、アメリカ人医師であり、宣教師アーヴィンが釜山に開設した救療院であった。一九〇九年には光州にアメリカ人ウィルソンによって収容施設がつくられ、一九一二年には大邱にカナダ人フレッチャーによって「癩病院」が開設された。

日本では一九〇七年に「癩予防ニ関スル件」が成立したことは述べたが、その際、強力に隔離の必要性を訴えていた衆議院議員の山根正次は、一九〇七年から一九一六年まで朝鮮総督府の嘱託として朝鮮の衛生行政に関わる中で、同様に朝鮮における施策を推進したのである。当時、朝鮮の植民地支配を進める中で、欧米の宗教者たちによる活動は、朝鮮人への同化政策を進めていた日本にとって、目障りなものであった[1]。

朝鮮における初めての官立のハンセン病療養所は、一九一六年、定員一〇〇名の小鹿島慈恵医院として朝鮮総督府令第七号をもって設立された。一九一〇年の併合後から始められた武断政治（武力に基づく統治。一九一九年の三・一独立運動後の「同化」政策を主体とした統治を「文化政治」という）時代において小鹿島慈恵医院に収容された患者たちは、日本式の生活スタイルを強要され、劣悪な環境下で死亡率も高かった。実際に設立翌年の一九一七年には九九人の入所者中、二六名が死亡し、その死亡率は二六％に上っている[2]。

一九二一年からは日本式の生活スタイルを入所者に強要した初代院長の蟻川亨に代わり、花井善吉が二代目の院長となった。花井は蟻川と異なり、患者の医療や生活改善に力を注ぎ、朝鮮人患者からの評判は高かったが、その後、拡張工事が段階的に進められ、収容人数も増加していくこととなる。小鹿島においても日本国内同様、隔離政策が強化されていくこととなった。

一九三五年四月二〇日には、朝鮮総督・宇垣一成により「朝鮮癩予防令」が公布された。その内容は、当時日本国内で公布された「癩予防法」とほとんど変わらないものであった。十二条で構成されている法律の第六条には「朝鮮総督府癩療養所長は朝鮮総督の定むる所に依り入所患者に對し必要なる懲戒又は検束を加ふることを得」とあり、院長に対し、内地の療養所同様「懲戒検束権」も付与され、懲罰としての断種手術も行われていた。

また同様に「患者作業」という患者による労働も存在した。特に小鹿島では園内の建物を建てるためのレンガ工場もつくられ、重労働なども強いられていたのである。

三　日本への朝鮮人の流入と発病

一九一〇年以降、朝鮮人は日本国籍を持つ「帝国臣民」とされたが、日本への渡航や居住の自由は許されなかった。そもそも一九〇九年、統監府の主導下に民籍法が制定され、朝鮮人は

[1] 医師の村田正太は「朝鮮に於ける救癩問題」(『日本及日本人』、一九二一年十一月)において、慈恵医院の必要性について「対宣教師策としては最も必要な施設のひとつである。……外国宣教師の人心収攬が如何に鮮人同化の上に悪影響を有するか」と記し、斉藤実総督に向けて訴えている。外国人宣教師による施設が植民地政策を進める上でも好ましくないものとして認識されていることがわかる。

[2] 국가인권위원회『한센인 인권 실태조사』(国家人権委員会『ハンセン人 人権実態調査』)二〇〇五年、三八頁。

「民籍」で管理され、日本人の戸籍とは明白に区別されていた。そして、一九二三年に出された朝鮮戸籍令によって、日本人の戸籍と朝鮮人の戸籍（民籍）の分離が両者の区別に基づいて法的に定められることとなった。日本人と朝鮮人の戸籍上の区分を明確にすることによって、朝鮮人管理という側面を強めようとしたのである。

それでは、植民地化されることによる日本への朝鮮人人口の流出の実態はいかほどであったのだろうか。国勢調査によると、一九一五年には四〇〇〇人弱であった人口は、翌年には一万五〇〇〇人に、五年後の一九二〇年には約四万人を数え、ほぼ一〇倍となっていたことがわかる。これは、一九一四年の第一次世界大戦の勃発により急成長した日本の産業状況のもと、労働力不足が深刻となったため、朝鮮に労働力を求める事業者が多くなったからである。朝鮮人労働者の日本「内地」への流出が増加するのに従い、日本は労働力需給の調整と朝鮮人の「内地」渡航を制限する必要が出てきた。一九一八年に定められた「労働者募集取締規則」（総督府令）は、朝鮮内で労働者募集をした日本人業者に対して、労働者を内地に連れて行くには警察の許可を必要としたものである。この規則は雇用・労働条件の劣悪な事業所での労働を防ぐと説明されていた一方、朝鮮人の内地渡航をコントロールするという作用を果たした。朝鮮人の渡航制限については、一九二八年から導入された旅行証明書制度の内実とも重なる。

それでは一九二〇年代に増加した朝鮮人の仕事はどのようなものであったのだろうか。一九三〇年の国勢調査によると、在住者四二万人の内、有業者は二六万人でその内の約半数が「工業」に属していたが、多くは「土工」と呼ばれる、鉄道、発電所、道路、河川改修工事などの土木建築の肉体労働者であった[3]。また、繊維関係従事者も増加する。京都の友禅染における「蒸し」、「水洗い」をはじめ、大阪でのゴム、ガラスなどの町工場、愛知県瀬戸における陶磁器工場など、各都市の主要産業を下支えする労働環境が悪く、肉体を酷使する「きつい」仕事が多かったのである。その他、鉱業でも炭鉱労働、建設工事に使われる土砂採取に従事する者も多かった。その中には正規の労働者は極めて少なく、不安定でいわゆる「3K労働」(キツイ、汚い、危険)に従事する者が多かったのである[4]。このような状況の中で朝鮮人はハンセン病に罹患した。一九二〇年代における朝鮮人の増加に伴い、発病する者も増加したのである。そうした発病者の背景には、繰り返すまでもなく、厳しい労働環境があったのである。

その後、日本「内地」の朝鮮人入所者数は増加していくが、一方、ハンセン病患者が「内地」から朝鮮へ強制送還されることもあったのである。一九三八年六月二六日の朝、大阪から一九

[3] 農林水産業八・三%、鉱業六・三%、工業五三・一%、商業一〇・三%、交通業八・一%、公務自由業〇・六%など(内閣統計局編『国勢調査報告　昭和五年』、一九三五年)。

[4] 水野直樹・文京洙『在日朝鮮人　歴史と現在』岩波書店、二〇一五年、二九〜三一頁。

名の朝鮮人「癩病患者」とモルヒネ中毒患者四名が、護送付きの臨時連絡船で釜山港まで送還された時の様子が『京城日報』に次のように記されている。

> 【釜山】二六日朝入港の臨時関釜連絡船で大阪から十九名の癩病患者、四名のモヒ中毒の重症者が護衛付で押送されて来た事に癩病患者は老若とりまぜ大部分がドロヽの者で病気を楯に強請、窃盗、〇《(ママ)》拂ひを常習としてゐた連中であるが突然の送還に面喰った水上署では道衛生課から高田警部補も応援に駆けつけ消毒その他大騒ぎの後、朝鮮汽船の豊南丸を借切って署員四名が付き添ひ全南小鹿島の療養所へ向け午前十一時出発させた。[5]

このように当時、内地でハンセン病に罹患した患者の内、朝鮮へ強制送還させられる場合もあったことがわかる。そして彼らは新聞記事によるとその後、小鹿島に送られたのである。

四　在日朝鮮人ハンセン病患者の発病と入所経緯

それでは在日朝鮮人入所者は、どのような状況で発病し、入所に至ったのだろうか。

菊池恵楓園入所者であった文吉秀は、戦前、東京の会社に勤務していた。一九四二年頃、右足に異常な出来物を発見し、皮膚科の診療を受けたところ皮膚梅毒と診断されたという。しかし治療をしても一向によくならず、一九四四年に名古屋支店へ転勤した頃から顔に斑紋が現れ、鼻づまりや鼻血がよく出るようになった。名古屋の病院で診察を再度受けた結果、医師からは何も言われず、看護師からハンセン病療養所紹介のパンフレットを渡されたという。それを読んで文は脳天を打たれたようなショックを受ける。なぜなら文は幼い頃から田舎でハンセン病患者の物乞いを見ており、この病がいかなるものであるかということを知っていたからである。すでに結婚し、子どももいた文は「そのパンフレットは私にとって人間終末を意味し、死刑の宣告でもあった。体全身が震え、帰路の電車の中で、一体これからどうすればいいのか、考える余裕もなく自殺しかないと思った時、涙がとめどなく流れ、途中で降りることも忘れて終点まで行ってしまった」[6]とその時の心情を述べる。

このように当時、ハンセン病を宣告されるということは、いま現在の生活を全て変え、家族も含めたつながりを断たせる「死刑の宣告」と言わしめるほどの意味を持っていた。それは朝

[5]『京城日報』「癩患十九名大阪から押送」、一九三八年六月二八日。

[6] 文吉秀「戦争と私」『菊池野』第四一巻十二号、菊池恵楓園入所者自治会、一九九一年十二月、三〇頁。

鮮人にとっても同じであった。

それでは他の入所者はどのような経緯を経たのだろうか。

一九二八年生まれの金相権（佐川修）〔金相権については後述する〕は、発病した時のことを次のように記す。

私が発病したのは昭和二十年の正月早々でした。一寸したいたずらが過ぎて、右手を大きくやけどしてしまい、それが中々なおらず、あげくに顔一面にハンモンが出て非常に困りました。ちょうどその頃は戦争の真最中で、毎日のように空襲がありました。私の家は東京の亀戸にあり、私は千住のある工業学校に通っていたのですが、勉強や勤労動員の作業は、ほとんどする暇がありませんでした。そして遂に三月九日夜の大空襲で、私の家も焼かれ、その夜、私達家族はちりぢりばらばらになってしまい、やっと千葉の親戚の家にたどりついたのですが、その翌日私は千葉の大学病院で、らい病だといわれたのでした。その時十七歳になる私は、らい病がどういう病気かということも全然知らず、ピンときませんでしたが、しかし重大な病気だということはおぼろげに感じていました。[7]

その後、金相権は病院から多磨全生園をたずねるが空襲で危険であるという理由で栗生楽泉園（群馬県）への入所を求められる。仕方なく家に戻ると、母から「いっそ空襲で死んでくれたらよかった。とてもこの病気は治らない。世間の人に嫌われて生きてゆけないのだから、死んだ方がよい。お母さんといっしょに死のう」と言われたのだった。その言葉を聞いた金は、無性に悲しくなり、「自分が生きているのがそれほど迷惑になるのなら、死んでしまおう」と一度は真剣に死ぬことを考えたのだった。しかし、なぜ、病気になっただけで死ななければならないのか納得がゆかなかった金は、「草津にも療養所があるのならそこへ行こう」と決心を固め、栗生楽泉園に入所したという[8]。

金相権は戦争中の東京下町で暮らしながら、常に空襲の恐怖の中、生活せざるを得なかった。東京大空襲では妹も亡くし、失意のどん底にあったに違いない。金の母親が「病気は治らない。世間の人に嫌われる」と言っているように、日本人社会同様、朝鮮人社会の中にもハンセン病に対する偏見や差別が存在していたことがわかる。

母親の「死んだ方がよい」という言葉は、金に大きな衝撃を与えた。しかし、その後彼は、

［7］ 飯倉峰次（金相権のペンネーム）「いばら」、堀田善衛・永丘智郎編著『深い淵から』新評論社、一九五六年、二〇〇頁。
［8］ 同右。

病気になっただけで死ななければならないことに納得がゆかず、歯を食いしばりながら「生きる」ことを選択したのであった。

一九六一年、邑久光明園の在日朝鮮人によって「在日ハンセン病患者が辿った苦しみを書いてもらって、世に訴えようじゃないか」[9]との思いで刊行された『孤島』という聞き書きを含めた文集がある。障害福祉年金の日本人だけへの支給によって、同じ患者でありながら日本人と朝鮮人との間に経済格差が生まれる中、行政との直接交渉と並行して在日ハンセン病患者が辿った苦しみを文章にし、世に訴えることが主張され、『孤島』として結実するに至ったのである[10]。

当時、邑久光明園の韓国人互助会代表であった鄭元采は、『孤島』第一集の「あとがき」でこの文集への思いを次のように述べる。

この文集に収められた、そのほとんどの人達は、これまで小文の一つを書いた経験も持ったことのない人達で、またいろいろの制約のために集められた一篇一篇は、必ずしも生活記録文ではありません。しかし、支那事変から太平洋戦争の期間におけるライ療養所の暗黒時代、それからの終戦後の混乱期を経て現在と、それぞれの時代の背景の中で韓国人ハンセン氏病患者がどのように生きて来たかを理解していただければ幸いです。[11]

『孤島』の編集を振り返る時、それは想像以上の困難が伴った。崔南龍は編集過程を次のように振り返っている。繰り返しになるが、あらためて紹介する。

それが、なかなか書けない。日本人のように学問がない。自分たちで書けないから聞き書きをしようとするのだけど、自分の本籍さえ言えない人もいる。何歳でどこに上陸したかもはっきり言えない。日本語がうまくしゃべれない人、読めない人が多くいました。自分が住んでいたのが、神戸か大阪か尼崎かさえわからない。「川が流れとったなあ」「大きな家があったなあ」。そんなあいまいな話をまず箇条書きし、それをなんとかまとめて訴えの内容にしてまとめました。それが第一集の『孤島』(一九六一年六月発行)です。[12]

『孤島』に登場する在日朝鮮人患者たちの言葉は、年金問題への理不尽さを訴え、権利を獲得

[9] 崔南龍「復刻にあたって」『孤島』解放出版社、二〇〇七年、二六〇頁。
[10] 前掲、「復刻にあたって」。
[11] 鄭元釆「あとがき」『孤島』第一集、邑久光明園韓国人互助会、一九六一年、九一頁。
[12] 前掲、「復刻にあたって」、二六〇頁。

するという目的にのみあるのではない。結果的に、植民地期から解放後に至る「それぞれの時代の背景の中で韓国人ハンゼン氏病患者がどのように生きて来たか」を伝える記録文として大きな役割を担ったのである。

そこには数名の女性の聞き書きも収録されている。次に彼女たちの証言から、女性入所者の発病と入所に至る経緯を見ていきたい。

金玉先は一九二〇年に生まれた。兄弟は兄、姉、弟、妹の四人おり、父は一人で渡日していた。九歳の時、母を亡くし、祖母の元で育てられたが、一年後に栄養失調のため弟と妹を亡くす。その後、兄は養子に出され、姉は結婚をして日本に渡った。一四歳の時、祖母を残していくことに心を痛めながらも生活のため、姉の招きで日本に渡り、その後一七歳で結婚する。

一九三八年頃、首のあたりに白い斑点が出るので病院に行ったところ、ハンセン病であると診断される。結婚後、二人の子どもを授かったが、まだ幼い五歳の女の子と三歳の男の子を残して一九四一年二月一七日、療養所に入所させられたのである。療養所では、夫や子どものために全快を信じながら一生懸命治療に励んだ。戦時下で食料も不足する中、山の開墾や松根掘りなどの重労働に日本人、朝鮮人に関係なく協力し合いながら朝から晩まで励み続けた。

しかし解放後、入園当時とは全く異なり、自分でも信じられないほど不自由な重症者になってしまった。顔や手足も生きているのが不思議なほど、変形してしまった。一九四七年に夫が突然面会に来たが、自分であることを認識してもらえないほどであった。夫は一緒に韓国へ帰るつもりであったが、その姿を見て、子どもだけを連れて帰ると言い、病気が良くなったら迎えに来ると言ったが、その後、消息が途絶えてしまったという[13]。

金は、同じ同胞患者の姿を見ながら次のように語る。

　生活に追われて日本へ渡って来て、充分な生活を築くいとまもないままに、真っ黒な絶望の世界へ投げ込まれた韓国人患者達の生活のことが、私の胸にいいようのない孤独感をさらに強めて私はやり切れない苦しみに発狂しそうになりました。[14]

植民地であった朝鮮では、日々の生活を送ることさえも容易なことではなかった。それは金玉先だけではなく多くの朝鮮人に同様の体験であるが、たった一人の祖母を残していくことに心を痛めながらも、生きていくためにそうせざるを得ない自らの現実、そしてハンセン病の発

[13]　金玉先「遠い雲」『孤島』第一集。
[14]　金玉先「収容所で」『孤島』第二集、韓国人ハンセン氏病療養者の生活を守る会、一九六二年、二七頁。

病という現実は、金の人生を底知れぬ塗炭の苦しみに陥れることになった。
また、発病と入所は、家族の人生をも激しく翻弄した。五歳と三歳のまだ幼い子どもを残して入所しなければならなかった彼女の思いはいかほどであったろうか。

在日朝鮮人女性の具南順は、発病と入所前の状況について次のように語っている。具は、一九歳の時に年老いた父母に連れられて入所した。

具は入所以前に自殺を思い詰めて、母の留守中に塩酸を飲んで多量の血を吐いたのであった。ハンセン病が「癩」と呼ばれていた時代、その告知は「癩の宣告」とも言われ、社会的な死を意味するほどの衝撃を患者やその家族に与えた。発病により、自殺を考えなかった者がいないとも言われる。具はその時の状況を次のように語る。

私が発病したために母はすぐ下の弟を連れて私と三人で父や家族と別居しました。それは夜逋《よに》げ同様にして、誰も知らない土地へ移ったのですが、そこで私はエン酸を呑んで自殺を計ったものの死に切れずに、この島の療養所へ渡って来たのですから、若しかりに全快治癒したとしても一般社会へは帰る決心がつかなかったかも知れません。[15]

その後、具は身体が充分に回復しきっていないため、入所して一週間ぐらいは、食事をとることもできなかった。回復後は何とか生きるために、必死で薬を求めたのであった。

さらに具を苦しめたのは、周囲の入所者たちの姿であり、「治らない」ことへの苛立ちと絶望であった。

自分の周囲の人達が一夜のうちに全く変貌してしまう姿を目のあたりにして、その生き地獄から逃れるために、あらゆる努力を重ねたのです。大風子油を多く注射することによって、それがそのまま治癒につながるとは決して思ってはいませんでしたが、しかし、じっと狂い死にを待っていることは出来ませんでした。[16]

ここからは、たとえ大風子油（化学療法確立以前の治療薬）が治癒にそのままつながるとは思ってはいなくても、わずかなことでもしないではいられない彼女の焦燥感が読み取れるのである。

［15］　具南順「一人の女」『孤島』第一集、六七〜六八頁。ルビ引用者。
［16］　前掲、「一人の女」、六二〜六三頁。

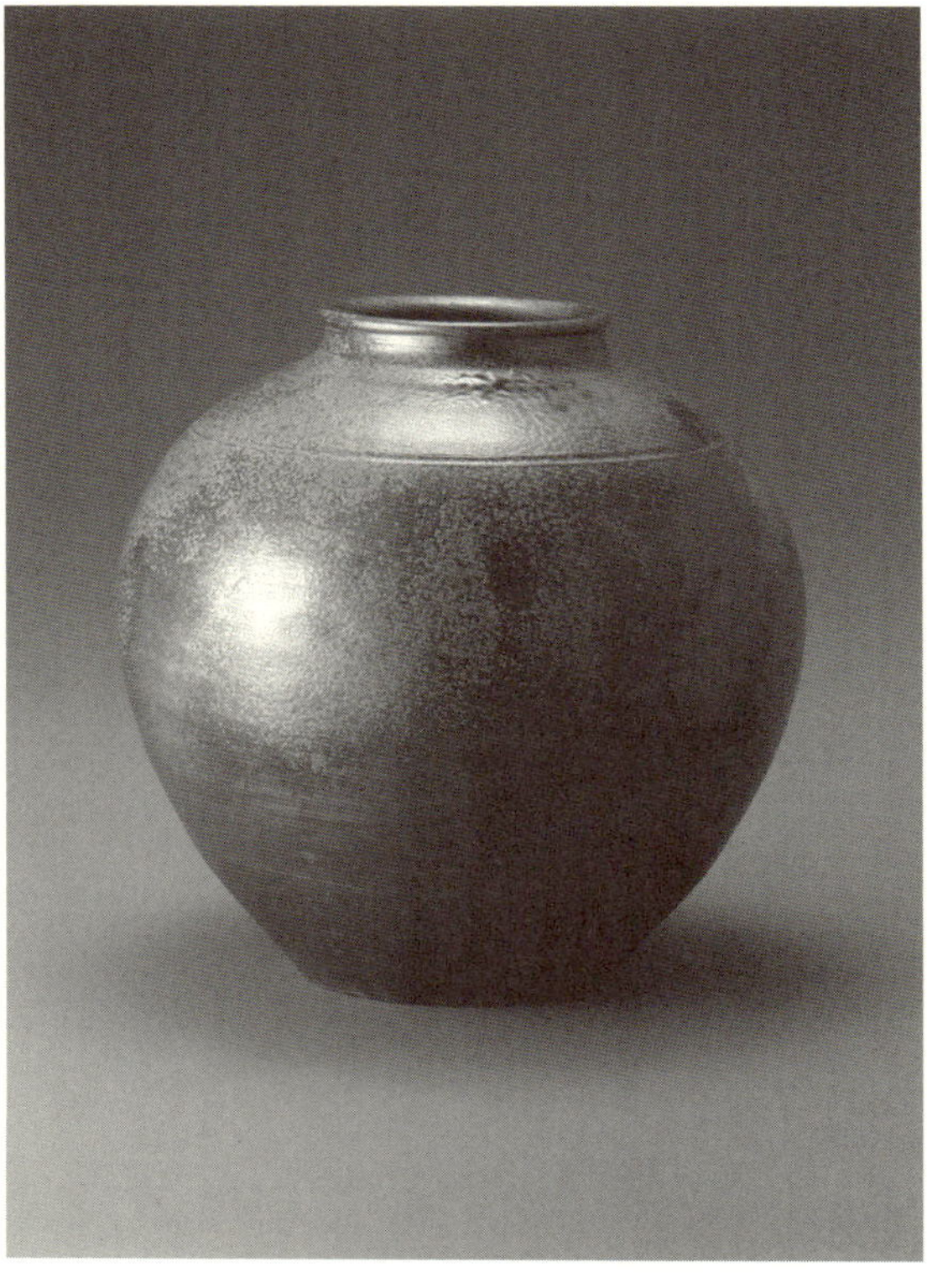

許慶順（花村慶子）作「壺」
（2000年／国立ハンセン病資料館蔵）

2

戦後日本のハンセン病対策と朝鮮人

一　療養所における在日朝鮮人ハンセン病患者と出入国管理体制

(一)　外国人登録証明書への反発

植民地からの解放は、患者たちにとって、日本に暮らす多くの朝鮮人たち同様、大きな喜びであった。しかしそれは病のため、再度にわたる家族との離散を強いるものであった。また在日年数が長く、帰国しても既に本国に生活基盤のない者にとって、新たに設けられた外国人登録令や出入国管理令が日本での不安な生活を強いる要因となった。それは、多磨全生園自治会史『倶会一処《くえいっしょ》――患者が綴る全生園の七十年』にも「ハンセン病療養所に入所している在日朝鮮人にとって戦後数多くの問題が起きたが、なかでも出入国管理令による「らい患者の強制送還」と、祖国の分裂による一時的な思想対立、永住権申請などがもっとも切実な問題であった」[1]と記されている通りである。

外国人に対する管理は、戦後初の登録制度として一九四六年三月一三日付の厚生・内務・司法省令一号によって実施された。しかしこの時はまだ、帰国希望の調査が前面に出されていた。その一年後、一九四七年五月二日には、後の「外国人登録法」の前身ともいうべき「外国人登録令」（以後「外登令」とする）がポツダム勅令二〇七号として公布された。この「外登令」には切替申請制度と指紋押捺制度を除き、すでに、登録証明書の常時携帯義務、重罰規定などが含まれていた。当時はサンフランシスコ講和条約以前であり、まだ日本は独立しておらず、在日朝鮮人の最終的な法的地位が確定していない時期だったが、第十一条において「台湾人のうち内務大臣の定めるもの及び朝鮮人は、この勅令の適用については、当分の間、これを外国人とみなす」とし、一律に「外登令」の適用対象と規定されたのである[2]。

このことについて、当時、療養所における在日朝鮮人たちはどのような反応を示したのであろうか。

在日朝鮮人入所者の金相権は、「療養所の中でも申告をして外国人登録証明書が交付されたが、これについては「戦時中の協和会手帳の再現だ」と警戒の声も強く、賛否両論どこでも盛んな論議が交わされた」[3]と述べている。

また、菊池恵楓園内の在日朝鮮人団体である「友愛会」が一九六八年に刊行した『友愛会二

［1］　多磨全生園患者自治会『倶会一処——患者が綴る全生園の七十年』一光社、一九七九年、二四三頁。
［2］　『官報』号外、一九四七年五月二日。
［3］　金相権「雑草の如くに」『喊声』第五号、七四書房、一九八三年、二十一頁。

十年史』からも、以下のように、外国人登録証明書に対して反対意見が多数を占めていたことがわかる。同書には次のように書かれている。

「外国人登録証明書」の申告について、園当局の戸籍係より連絡を受け、役員会で議論が展開された。初めは申告する必要はない、という意見が強く多数を占めていたが、数回にわたって討議を重ねていくうち、「日本政府のことだから、後になって法律を無視した理由でもって、どんな無法な措置に出ないともかぎらない。不本意でも自分たちの位置を考えてやっておいた方が一番無難だ」という結論に達し、しぶしぶ受けることにしたという[4]。

また、外国人登録証明書は本人の携帯所持が義務付けられていたにもかかわらず、「癩予防法」によって隔離政策がとられていたため療養所で一括保管し、証明書を個人には渡していなかった。事実上、「癩予防法」を盾に外出制限をかけるための手段となっていたのである[5]。菊池恵楓園の朝鮮人たちは、そうした態度をとる療養所側に対し、外国人登録証明書に記載されていた注意事項第一項の「この証明書は常に携帯し、官憲の要求がある場合は提示しなければならない」を逆手に取り、それぞれの手に返してもらったという[6]。このように朝鮮人たちは解放後に現れた外国人登録証明書に対して、自分たちを厳しく規制こそすれ、守ってくれるものであるなどとは一切考えていなかった。朝鮮史研究の梶村秀樹も、外国人登録証明書の常時携帯義務は、個人の権利確認よりも治安維持のためのものであったことを指摘している[7]。

「外国人登録」の義務化は、在日朝鮮人ハンセン病患者の権利確認のためのものではなく、各療養所の朝鮮人管理や治安維持の手段ともなっていくのである。

(二) ハンセン病患者への強制退去に関する記載

一九五一年一〇月四日に公布された出入国管理令の第二四条には、日本国外へ強制退去させることができる外国人として「らい予防法の適用を受けているらい患者」と記載されていた。これに対し、多磨全生園の金哲元他七七名が、強制送還をしないよう厚生省をはじめとする関係諸機関に連名で嘆願書を送った[8]。ここにハンセン病患者への強制送還という問題が新たに浮上してきたのである。

また、菊池恵楓園の朝鮮人団体「友愛会」代表・文吉秀宛に、多磨全生園の金哲元から同様

[4] 友愛会『友愛会二十年史』、一九六八年、四四頁。
[5] 前掲、金相権「雑草の如くに」。
[6] 前掲、『友愛会二十年史』、四四頁。
[7] 梶村秀樹『在日朝鮮人論』明石書店、一九九三年、二七七~二八八頁。
[8] 前掲、『友愛会二十年史』、四五頁。

の嘆願書を出すように求める文書が送られた。「友愛会」ではそれに対し、意見をはかるため総会にかけたところ、自分たち自身の重大な問題であるから、友園同胞に呼応して抗議書を出すべきだという意見が圧倒的に多く、抗議嘆願書を関係諸機関に送付した[9]。その中には、祖国を植民地化された者の悲痛な叫びが読み取れる。

過去私たちが渡航して来るに当り、やむにやまれぬ事情と、また日本軍国主義の政策にもとづき、徴兵、徴用等で渡航して来ていることは明白な事実であり、はからずも不幸なる病に仆《たお》れた者を強制送還するとはあまりにも無慈悲な仕打ちであり、また今日、祖国の内乱の真最中に私たち韓国人を強制的に退去させるような政令を立案することに、誠に遺憾極まりなく思うのであります。[10]

その後、一九五二年二月二六日、参議院の外務委員会において事務局常任委員会専門員・久保田寛一郎による質問で、朝鮮人ハンセン病患者の「強制退去」規程について審議されることになった。

専門員（久保田寛一郎）発言

請願第六百号、韓国人のらい患者療養に関する請願でございまして、東京都北多磨郡の東村山全生園の金哲元氏外七七名の請願であります。紹介議員は赤松常子先生であります。趣旨は、政令第三一九号出入国管理令によれば、その第二四條に「らい予防法の適用を受けているらい患者」に対し、本邦からの退去を強制できる規定になっておるけれども、韓国人のらい患者にとっては、この強制退去は死を意味するものでありますからして、どうか日韓両国の過去と将来の関係による、深い理解の下に、また崇高な人類愛によって、心配なく、らい患者が療養できるようにして頂きたいという趣旨でございます。

政府委員（石原幹市郎）発言

この問題は、只今のところでは登録令違反者とそれから帰国希望者を熊本の恵楓園に収容しまして、送還船のある都度隔離病室を作って送還しておるわけであります。今後の措置といたしましても、永久にこれを日本で厚生当局その他と十分今後も協議いたしまして、又日韓会談等の際にもこれらの問題を協議いたしまして、人道上悖《もと》らないような措置を講

［9］前掲、『友愛会二十年史』、四六頁。
［10］前掲、『友愛会二十年史』、四七頁。ルビ引用者。

じて行きたいと、かように考えております。[11]

ここでの発言のように、朝鮮人たちはハンセン病患者であるということだけで強制退去の対象にはならないこととなった。しかし、政府委員・石原幹市郎の発言にもあるように、登録令違反者をその「罪名」を盾に強制送還することは可能となったのである。さらに日本によるこうした「取締り」は、その運用によって朝鮮人を二分し、日本にとって好ましくない者を強制送還という手段で一掃しようとした。

そのことは、一九五二年四月二二日に行われた外務・法務連合委員会においても端的に見てとることができる。

同委員会委員・羽仁五郎から、出入国管理令第二四条について質問が出された。それに対し、政府委員・鈴木政勝は、「終戦前から日本に在住していた者については一般の外国人同様に扱うわけにはいかない」としながらも、その運用方法について、「以前から日本におった人たちで、この癩患者になっておる人たちのうちで、特に癩の療養所で乱暴狼藉を働くというような、特別に秩序を紊すとか、癩であるという以外に害毒を特別に起こしておられるという人に対しては、やはり帰って頂くよりほかないという考え方でおります」[12]と述べた。

一九四六年三月、GHQの指示により、計画輸送のための引き揚げ希望者の登録が行われたが、日本のハンセン病療養所に暮らす朝鮮人患者の中にも、地方官庁が中心となって朝鮮人帰還業務を始めた頃、無許可のままで園を飛び出し、帰国した者がいた[13]。しかし、実際に計画輸送が始まる一九四六年四月頃から、一般の朝鮮人たちの帰国熱がしだいに冷め、一九五〇年六月の朝鮮戦争に至るまでの間、一旦帰国した朝鮮人の日本への逆流（密航）と強制送還とが繰り返された[14]。実際に一九五〇年の最初の四ヵ月の内に、日本から送還される者の数よりも、戻ってくる者の数が上回った[15]ことと同調するように、ハンセン病療養所内の朝鮮人たちも帰国する者はそれほど多くなかったとされる[16]。

栗生楽泉園に住む金夏日《キムハイル》の場合、解放後、先に帰国した兄が家族に対して引き揚げを勧めたが、発病によってただ一人日本に残る息子・夏日のため、父親は日本にとどまることを決意。

[11] 『参議院外務委員会会議録　第六号』、一九五二年二月二六日。ルビ引用者。
[12] 『外務・法務連合委員会会議録　第四号』、一九五二年四月二二日。
[13] 前掲、『友愛会二十年史』、三五頁。熊本県にある菊池恵楓園では、病状が軽い者の中にはわれ先に手荷物をまとめて療養所を無許可で飛び出し、一般の朝鮮人に交じって帰国してしまった者もいたとある。
[14] 姜在彦「「在日」百年の歴史」『環』11号、藤原書店、二〇〇二年、一五七頁。
[15] 松本邦彦『GHQ日本占領史16　外国人の取り扱い』日本図書センター、一九九六年、四〇頁。
[16] 戦前から栗生楽泉園等に入所していた金相権（佐川修）さんからの聞き取り（二〇〇九年五月一五日）。

母親は兄と共に帰国し、一家は離散することになった[17]。

また多磨全生園に住む金奉玉の場合も、一九四七年に自分のために日本に残る母親以外、家族全員が朝鮮に引き揚げるとの連絡を受けたという[18]。

そもそも一九四六年の段階で在日朝鮮人ハンセン病患者が敗戦後朝鮮に引き揚げることについて、ＧＨＱは感染を理由に禁止の措置をとっていることからも[19]、ハンセン病患者たちは常に不安定な立場に置かれ、その生き方そのものが歴史の激流の中で大きく翻弄されていったことがわかる。

二　在日朝鮮人ハンセン病患者への取締り強化

㈠　「韓国癩」への取締りと「癩刑務所」設立要求

先述のように、すでに一九一六年には、療養所所長へ患者を裁判を経ずに処罰できる「懲戒検束権」が与えられ、全国の療養所に監禁室がつくられた。その理由は、療養所には退所規定が設けられていなかったため、療養所外へ出ようとする患者が後を絶たなかったことに対し、療養所側はそれを「逃走罪」とし、罰則によって患者を療養所に留めておこうとしたからであった。

その後、特別病室、いわゆる「重監房」が群馬県草津・栗生楽泉園内に一九三八年につくられ、一九四七年に発覚するまでに九三名が入れられ、その内二三名が亡くなっている。その事実は、新聞報道とともに[20]、一九四七年八月二八日、衆議院厚生委員会において衆議院議員・武藤運十郎から栗生楽泉園内の特別病室の実態についての緊急質問が出され、大きな問題となった。そして、日本国憲法の施行により、裁判によらず患者を監禁する「癩予防法」の懲戒検束規定そのものも違憲の疑いが生じることになった。

その結果、「重監房」はその後廃止になった。当然、施設側の責任が問われたが、当時、長島愛生園園長で、長年日本の「癩対策」に関わってきた光田健輔（一八七六―一九六四）は、一九四七年一〇月二日付で厚生大臣・一松定吉宛に全国国立癩療養所代表として嘆願書を送っている。そこには「この施設の実現は不良癩患者に反省を促せし《ママ》のみならず、熊本市外本妙寺癩部落

[17] 金夏日『点字と共に』皓星社、二〇〇三年。
[18] 金奉玉「回想・大阪に生きたウリオモニ」『在日朝鮮人史研究』第三四号、緑蔭書房、二〇〇四年、一三頁。
[19] ＳＣＡＰＩＮ（連合国軍最高司令官指令）―６２７「らい患者の引揚」、一九四六年一月一九日。
[20] 「狂死、獄死が続出　お菜は僅か梅干一つ〝光なき楽泉園〟の内情明るみへ」『毎日新聞』、一九四七年八月二七日。

の一掃の如き本邦永年の懸案解決したるが如き、又各大都市を中心として浮浪徘徊する不良癩患者の激減は実に栗生楽泉園に特別病室の設けありしに因るもの」[21]であるとしており、何の反省もなく、「重監房」の正当性とこれまでの効果について主張しているのである。実際には、「重監房」は、刑法に違反したハンセン病患者だけではなく、単に長靴を要求したことだけが理由で収監されるなど、他の患者への「見せしめ」として施設側によって使われていた[22]。

光田の嘆願書に見られるように、施設側の意見は変わることなく、刑法に違反した患者を収監する場所を求める方向に傾いていく。それは、ハンセン病患者は「癩予防法」によって隔離政策をとらなければならないという理由に裏付けられており、その結果として、刑務所設置の必要性が強く示されていくのである。

多磨全生園園長・林芳信は、一九四九年七月二八日、武蔵野地区検察庁長宛に「犯罪癩患者の処置に関する件」という文書を送っている。それによると、南○○という朝鮮人患者が療養所内の倉庫にあった靴下等を窃盗した者に対し、口止め料を受け取ったという罪に問われたが、癩患者であるためにそのまま療養所に留め置かれた。そのことについて林は、患者であるだけで刑を免れるのは特別待遇を与えるものであり、園長に与えられた権限では短期の謹慎処分しかできず、その他の善良な多数の患者に対し、安全の保証ができないとして、刑の停止を行わないように求めている[23]。

また、厚生省医務局は、一九四九年九月二七日に国立療養所所長に対し、「療養規律の確立について」という文書を出している。その文書では、「最近においては療養規律が紊れ善良なる患者の治療に支障甚だしいものがあると認められる、かかる一部の患者は自己の療養を放棄したものと認められるし、団体生活の平穏を乱すもので入所療養の必要のないものと考へられる」[24]と断定している。

このように、厚生省は、療養所の規律を守ることは「善良なる患者」のためであるとし、治療に専念しない「自己の療養を放棄した」患者との線引きを行なっている。菌陰性の者については社会復帰が可能であるとする、ハンセン病をめぐる世界の潮流から完全に逆行し[25]、外出規定が無いなどの非人道的な療養所の仕組みを再考することなく、取締り強化により療養所側にとって「平穏」な療養所運営を行おうとしたのである。

[21] 光田健輔「嘆願書」、一九四七年一〇月二日。
[22] 大竹章『無菌地帯』草土文化、一九九六年、一五四頁。
[23] 国立療養所多磨全生園園長・林芳信「犯罪癩患者の処置に関する件」『多発』第三三四号、一九四九年七月二八日。
[24] 厚生省医務局国立療養所課長「療養規律の確立について」『療』第三〇九号、一九四九年九月二七日。
[25] 世界のハンセン病政策については、一九三二年の第三回国際らい会議(フランス・ストラスブール)において、すでに根拠のない社会的隔離を見直し、伝染性患者に限り隔離する方向で議論されていた。

厚生省が犯罪癩患者や療養を放棄したと見なされる患者を収容するため「癩刑務所」の設置を求めるのに対し、法務府は一九四九年八月四日、ＧＨＱからの意向として、「癩患者はたとえ犯罪者と雖も行刑の対象とすべきものではなくて、寧ろ療授保護の対象とすべきものであるから厚生省主管の施設に収容して、これに適当なる保護を与へるべきである」[26]と患者の療養所への収容を求め、両者の意見は食い違い相いれることがなかった。

しかしその後、八月二四日に厚生省側と法務府側が会合し、その席で法務府が、国立ハンセン病療養所に留置場と取調べと審判のための特別室を設け、療養所の一部を「代用監獄」とすること、そのために療養所職員の一部を特別司法警察職員とする法改正を行うという妥協案を提示し、厚生省も「事態を已むを得ず」とこれに同意した[27]。

当初刑務所設置については、第一案として菊池恵楓園一ヵ所にする、第二案として菊池恵楓園、長島愛生園、多磨全生園の三ヵ所にする、第三案として全国一〇ヵ所に設置する案が法務府案として出されたが[28]、結局、一九四九年一〇月に開かれた国立癩療養所所長会議において、賛成七、反対三で菊池恵楓園一ヵ所に「癩刑務所」を付置することが合意された[29]。

その矢先、一九五〇年一月に栗生楽泉園で入所者同士の殺人事件が発生した。このことにより、先に触れた「重監房」問題が明らかになって以降、停止していた懲戒検束権が再び行使できるようになる[30]。この事件は、一九五〇年一月一六日深夜から一七日未明にかけて入所者三人が同じ入所者によって殺害されるというものであった。被害者三人は日頃から器物破損や暴力事件を起こしており、そのことに対する園内の反発による事件であったが、被害者の一人が朝鮮人で、加害者もまた朝鮮人であった[31]ことから、藤野豊がすでに指摘しているように、この事件は、癩刑務所設置を求める声をより強めただけではなく、在日朝鮮人患者への取締りを強める結果をもたらすことになる[32]。そして一九五三年三月、ついに収容定員七五名、ハンセン病患者を収容する全国初の刑務所として、菊池恵楓園に隣接する地に菊池医療刑務支所が設

[26] 公益財団法人日弁連法務研究財団『ハンセン病問題に関する検証会議最終報告書』、二〇〇五年、一一六頁。
[27] 具体的な法務府案については「癩患者の犯人の処置に関する法務府案」(一九四九年九月)にあり、厚生省医務局がやむを得ずそれに同意していることは、藤野豊『近現代日本ハンセン病資料集成〈戦後編〉』第七巻、解説(不二出版、二〇〇四年、一〇頁)において指摘されている。
[28] 「犯罪癩患者の処遇に関する件」『多発』第三三四号の添付資料、一九四九年七月二八日。
[29] 宮崎松記「癩刑務所の出来るまで」『九州矯正』八巻五号、一九五三年五月。
[30] 「療養所入所患者に対する癩予防法に基づく懲戒検束の執行について」『医発』第一二二号、一九五〇年二月二四日。厚生省医務局長と公衆衛生局長の連名で、各療養所所長および法務府検務局長ならびに検事総長宛てに通知している。
[31] 「癩療養所内の療養状況及び秩序に関する実地調査並びに対策樹立に関する報告書」『委調』第一〇号、一九五〇年三月一七日。
[32] 前掲、藤野豊『近現代日本ハンセン病資料集成〈戦後編〉』第七巻、解説。

立されたのである。

(二)「密入国」朝鮮人患者と大村収容所菊池分室

こうした動きと並行して、一九五〇年八月に菊池恵楓園園長・宮崎松記は、厚生大臣に宛て、「密入国韓国人癩患者の収容について」との文書を送り、密入国者収容施設の必要性を訴えている。この文書には、一九五〇年七月、長崎県衛生部予防課から「密入国」の朝鮮人ハンセン病患者の収容を求められた宮崎は、「密入国者として監視或は拘束すべきものであるならば何等その権限をもたない療養所としては収容を拒絶せざるを得ない」と回答したが、その後、長崎県衛生部が「密入国」者ではなく、一癩患者としての送致に手続きを変更したため、この「密入国」の朝鮮人患者を収容したと記されている。そしてその後に収容患者が脱走したことを受け次のように述べている。

密入国者は当然法の処断を受け強制送還さるゝべき筈のものであるにも拘らず、癩患者であるが故に何等の拘束力を持たない療養所に入れるだけで一切を解決しようとするならば、ここにも又癩患者は法の適用を除外され恰《あたか》も治外法権的な結果が生じて来るのであって、他の密入国者が総て本国へ強制送還されるにも拘らず癩患者だけが密入国者であっても癩療養所に入れられるだけならば強制的な拘束力のない療養所を脱走することによって癩患者だけは密入国の目的を充分達したことになるのである。

さらに宮崎は、「これ等密入国者が外国人登録令違反として国警当局に検挙された以上は、それが例へ癩患者であったとしても徒《いたずら》に必要以上の恐怖嫌悪の感にかられる如きことなく慎重にその対策を検討し処理すべき」[33]であるとして、朝鮮人を外国人と見なすことだけを目的にして公布された「出入国管理令」に違反した犯罪者としても訴えている。

一方、国会においても、「密入国」ハンセン病患者に対する取締りについて審議されていく。一九五一年三月二七日の行政監察特別委員会では、塚原俊郎委員長代理が、密入国者の中には「非常に危険な伝染病患者」がいることに触れ、その検疫と取締りについて出入国管理庁第一部長・田中三男に対して質問をした。それに対して田中は、出入国管理庁の設立以前から菊池恵楓園に依頼して療養中であった者を一名、前年の十二月に送還したと述べている。また、同じ

[33] 国立療養所菊池恵楓園園長・宮崎松記「密入国韓国人癩患者の収容について」『多発』第一四五〇号、一九五〇年八月一日。ルビ引用者。

五一年の四月に京都の刑務所に不法入国のため収容された者で、ハンセン病患者であることがわかった者を、同様に菊池恵楓園に送り、次回の送還船で本国に送還するとしている[34]。出入国管理庁は、「密入国」者であるハンセン病患者を国立ハンセン病療養所である菊池恵楓園に送り、その後、送還船で送還しているのである。

また、塚原が、出入国管理庁以外で扱ったハンセン病患者がどのくらいいるのかという質問をしたのに対し、田中は、その正確な数字をまだ十分に調査把握していないとしている。しかし塚原が、ハンセン病患者がたくさん入っているということを「ゆゆしき問題」であるのではないかと問いかけると、田中は、「日本では非常にいいらいの治療薬ができたというふうなうわさが半島に伝わって、半島のらい患者は日本へ行けば治療してもらえるというふうな風評まで韓国ではおこなわれておるというようなうわさも耳にしております」と答えているのである。真偽不明としながらも、何の調査もせず、多くの患者が日本に「密入国」で来ているということを前提として議論が展開されていたのである[35]。

一九五一年五月一八日に開かれた行政監察特別委員会においても、不正出入国について議論が交わされたが、委員会には長島愛生園園長・光田健輔が証人として呼ばれている。そこで光田は長島愛生園を例にとり、朝鮮人の入所者数が次第に増え続け、敗戦を迎える頃にはさらに増加の一途をたどり、一九五一年現在においては全体の約一割近くになったと主張している[36]。

その発言を受ける形で、同委員会の委員長代理である内藤隆が「その朝鮮人は密入国の人が多いのじゃないのですか。正式な手続きをふんだ入国者でしょうか」と質問をしている[37]。そこには、解放後まもなく、一方的に「外国人」とされるばかりか、「密入国者」という「犯罪者」として扱われる朝鮮人の姿が両者の共通認識として浮かび上がる。

そして、朝鮮人を排除の対象として強く認識させたのが「癩」であった。そのことは、以下に紹介する光田と内藤のやりとりからも見てとることができる。

光田は、入国する朝鮮人は「釜山、麗水、木浦、その付近が癩の多いところ」から来る者が多いとし、「萩とか仙崎、下関それから福岡の諸港、そういうようなところに入って、炭坑にもぐるとか、あるいは荷揚げ人足になるとかいうことで、次第次第に病勢が重くなっております」としている。

内藤から「日本の療養所の設備が進んでいるから救ってもらおうと思って来ているのか」と質問されると、光田は「本人は生活に窮しているため、職を求めるつもりで来るのだろう」と

[34]「行政監察特別委員会会議録　第三号」第二類第二号、一九五一年三月二七日。
[35]同右。
[36]「行政監察特別委員会会議録　第七号」第二類第二号、一九五一年五月一八日。
[37]同右。

答えている。また、続けて「療養所に入るのは数年経っていよいよ困った時である」と言い、「その後四、五年から一〇年は日本の各地に潜伏している」と強調している。そして、光田のこうした発言に呼応して内藤は、「そういう危険な病菌を持った千人近い数の者が内地に潜伏しておるということは、まことに恐るべき事実だと思いますが、その密航して来る癩患者の取締りにつきまして、療養所側として何か要望するところがございましたら、お述べを願いたいと思います」と発言している。

光田はさらに、「韓国癩に関する資料」[38]において、「韓国の癩について更に注意すべきは韓国癩の犯罪である」とし、長島愛生園の犯罪者数を調査するだけではなく、その中の朝鮮人数を別に示している。また、療養所内で懲戒検束権を行使した件数についても、朝鮮人の該当件数を別個に調査し、一四四名中三三名であることを指摘し、「韓国癩で犯罪に関連のある者が比較的多い」と述べ、このままだと療養所内が「悪の温床」となると危惧している。「韓国癩の将来に対する方策の樹立と実施は急を要する問題である」と、必要以上に朝鮮人と犯罪者とをつなげ、取締り強化を訴えているのである。

そこには、朝鮮人患者の正確な生活・病状の把握はなく、ましてや歴史的背景への考慮なども全く見られず、「密入国」した「癩患者」を社会防衛的な視点から犯罪者視し、あくまで取締りの対象としてしか見ない、朝鮮人に対する差別的で抑圧的な姿勢が露骨に示されている。

前述したように、日本の敗戦に伴い、在日朝鮮人ハンセン病患者が朝鮮に引き揚げることについて、そもそもＧＨＱは感染の恐れを理由に禁止の措置をとっていた。「密入国」で送還される患者の措置が定められたのは送還が入国管理局の手で行われるようになってから以後であったが[39]、以上述べてきたように、この時点ですでに医師である光田健輔と国会議員である内藤隆によって、「恐るべき菌を持って密入国して来る癩患者」に対する取締りの必要性が、国会という場で、淡々と、しかし強硬に示されていったのである。

このような経緯を受けて、一九五三年九月一四日、菊池恵楓園園長・宮崎松記は、法務省入国管理局長である鈴木一らと会談した。その結果、「癩刑務所」とは別に次のような条件で一九五四年九月までの一年間に限り、「密入国」の朝鮮人患者を受け入れることに双方が合意し[40]、菊池恵楓園内に大村収容所菊池分室が設置されることとなった。その設置要綱には、次のような規則が明記されている。

[38]「韓国癩に関する資料」、一九五一年五月（『近現代日本ハンセン病問題資料集成〈戦後編〉』第七巻、不二出版、二〇〇四年、五五頁）。
[39]「密入国らい患者の取扱に関する件」、一九五二年四月二日（実一合第三四一号）。
[40] 国立療養所菊池恵楓園園長・宮崎松記「入国管理令違反朝鮮癩患者の収容について」『恵発』第四五八号、一九五三年九月一九日。

一、(昭和＝引用者)二九年度に於て新らしく予算を獲得、現在の施設以外の場所に適当な施設を新設すること。
二、従来再三のにがい経験に鑑み、収容患者の脱走を防止するため特に警備を厳重にすること。
三、常時、収容患者を本園の指定したる地域外に絶対に出さないこと。
四、いかなる理由があるも、またいかなる方法を以てするも、本園収容患者との交渉はこれを厳禁すること。
五、現在の設(カ)(印字不鮮明)備状況を以てしては火災の危険が予想せられるので、火気の取締は特に厳重にすること。
六、収容患者の治療給食は本園より協力する。但し治療は原則として本園医官が往診し現場に於て処置し、給食は大村入国者収容所職員の手によって運搬すること。
七、職員は入国管理業務以外の一般的なことについては園長の指示に従うこと。

それでは、大村収容所菊池分室は園内のどこに設置されたのだろうか。菊池恵楓園の在日朝鮮人入所者である韓石峯によると、かつてそこは「外監禁」と称したという[41]。「外監禁」とは、広さ三六坪の熊本県警留置場のことを指した名称であり、一九三八年十二月に設置された。

留置場として使われていた時代には、一九四〇年に本妙寺集落から強制収容された患者たちが一時的に収容されることもあった。それは、木造一階建てで、菊池恵楓園でも人の近づきがたい檜山の藪の中にひっそりと設置され、他の収容者が近づくことはなかったという[42]。これまで大村収容所菊池分室の場所が特定された記録は管見では見つからなかったが、こうしたことから判断すると、熊本県警留置場（通称「外監禁」）が、一九五三年九月一四日より大村収容所菊池分室として転用されていたと考えられる。

それでは大村収容所菊池分室への収監実態はいかなるものであったのだろうか。一九七〇年一〇月発行の法務省大村入国者収容所編『大村入国者収容所二十年史』には、一九五一年四月十二日に「菊池分室にらい患者収容開始」とあり、五回にわたり計十二名が収容されたと記されている[43]。そのうち「不法入国者三名（一九五三年八月に一名、一九五四年三月に二名）が送還され、菊池分室は一九五四年十一月に閉鎖した」[44]とある。

[41]　山村欣雨（韓石峯）「私はかく思う　金正守（仮名）放火「自殺」について」『菊池野』第四巻四号、菊池恵楓園入所者自治会、一九五四年一〇月一五日。
[42]　菊池恵楓園の将来を考える会『ガイドブック菊池恵楓園』、二〇〇九年、一八〜一九頁。
[43]　法務省大村入国者収容所編『大村入国者収容所二十年史』、一九七〇年、五八頁。
[44]　森田芳夫『在日朝鮮人処遇の推移と現状』法務研修所、一九五五年、二三五頁。

さらに大村収容所菊池分室で起こった事件を記した年表を見ると、一九五三年三月二八日に「らい患者鄭鐘根の暴行」、「警察官に暴行、器物毀損、公務執行妨害、懲役六月に処せられる」と記述されている。同年四月二二日には「らい患者金環載の逃走」とあり、菊池恵楓園より逃走したことが記されている。その後、一九五四年八月二九日には「らい患者洪水万の自殺」「菊池恵楓園で自室に放火自殺」と記されている[45]。

この放火自殺事件をきっかけに、菊池恵楓園は、「密入国」朝鮮人患者の大村収容所菊池分室の使用拒否を申し出ることになる[46]。この洪水万の放火自殺について、『熊本日日新聞』は「病気苦に放火自殺」と次のように伝えている。

二十九日午前二時十五分頃菊池郡合志村恵楓園内大村分室二号室＝収容患者韓国慶尚南道麗川郡生れA（三二）＝から火を発しているのを職員が発見、直ちにAを救い出すとともに付近消防団五十名、警官らが駆けつけ消火につとめ同室の板壁一坪半（被害）を焼いたのみで三十分後に鎮火した。救いだされたAは手当てを加えたが、消毒用クレゾール原液をのんでいたため同五時三十分ごろ死亡した。Aは二年ほど前大村出入国管理所から入室したが、その後病状が悪化し、また故郷へ帰れないことを苦にした結果自殺をはかったとみられているが、現場にあった証拠品から自室の扉を釘付けにしたあとマッチでわらぶとんに放火しクレゾールをのんだものらしい。隈府《わいふ》警察署では一応放火と見て書類を送検するいっぽう遺留品などから原因を調べている。[47]

この事件について、同じ菊池恵楓園の在日朝鮮人患者はどのような反応を示したのだろうか。同園の在日朝鮮人入所者・韓石峯は、患者自治会機関誌である『菊池野』に、先に紹介した「山村欣雨」という日本名で「私はかく思う　金正守氏（仮名）放火「自殺」について」を発表し、その思いを綴っている。金正守は、洪水万（本名）のことである。

それによると、韓が分室で出火騒ぎがあったことを知ったのは園内放送であった。その時は大事に至らなかったと聞いて安堵感を覚えたという。しかしその後、金が亡くなったことを知り、まさに断腸の思いであったと述べている。それは「私達、韓国人友愛会の無力さを感じたからでもあるし、また、分所の職員等の無責任を感じるからでもあった」[48]と述べている。

［45］　前掲、『大村入国者収容所二十年史』、八四頁。
［46］　前掲、『大村入国者収容所二十年史』、五八頁。「らい患者放火自殺したため菊池恵楓園の使用拒否さる」とある。
［47］　『熊本日日新聞』、一九五四年八月二九日。ルビ引用者。
［48］　前掲、「私はかく思う　金正守（仮名）放火「自殺」について」、九頁。

韓は、金が大村収容所菊池分室に収監されるまでの過去について、他人から聞いて知った話として、次のように述べている。

それによると、金正守は一九二三年に朝鮮慶尚南道で生まれ、第二次大戦中、軍事動員され日本に渡り、敗戦後も引き続き兵庫県芦屋市にある鉄工所の工員として真面目に働いていたという。ところが一九五二年のある日、仕事が終わり工場を出る時、鉄棒を一本持って出たところで警察に呼び止められ、不審尋問された。その際、外国人登録証明書を持っていなかったため、窃盗容疑及び証明書不携帯罪としてそのまま留置され、裁判の結果、懲役六ヵ月を言い渡されたのだという。

金としては自分の不注意からだとして真面目に刑を務め、退所の日を待っていたところ、今度は神戸にある出入国管理庁の方に回され、疑問に思ったが平素から温厚な性格であったため、自身の思いを主張することもなかった。その後、大村収容所に送られる手はずが整っていた矢先、ハンセン病であることが発覚し、菊池恵楓園内の分室に送られた。その時には分室にすでに一人が収監されており、その後、もう一人が入り、合せて三人が収監されることになった。当初は、監視付きではあるが、園内を散歩したり、治療を受けるために外へ出ることもできた。

しかし、その後、共に収監されていた二人が強制送還されると、金は外に出ることもできなくなったのだという。金を釈放してもらうため、友愛会の朝鮮人患者が面会に行ったが断られた。それは、一九五三年十一月頃に詳細は不明だが、「厳守事項」という規則が別にできたことが理由で、韓はそのことが、金の死に大きな関係があると指摘している。性格温厚であった金正守が自殺した原因は、「厳守事項」によって精神的に追い詰められ、自らの人生に出口が見出せない状況を自覚し、心身ともに強い衝撃を受けたことによるものではなかったかという[49]。「密入国者」として、あるいは「外国人登録令違反者」として執拗に取り締まられ、その結果、心身ともに追い詰められ無念の死を遂げなければならなかった朝鮮人ハンセン病患者・洪水万(金正守)の存在は、深く記憶にとどめられるべきであろう。

ここでは、解放後という時期における、出入国管理体制の強化政策を中心に在日朝鮮人ハンセン病患者が置かれた状況について見てきたが、最後に改めてその歴史的意味についてまとめておきたい。

解放後まもなく、「外国人登録令」が療養所の中にも適用され、それ以後、在日朝鮮人患者たちも一律に外国人登録を義務付けられた。また、療養所における登録済患者の調査は、犯罪者調査とともに行われていたばかりか、療養所側が外国人登録証明書を一括管理していることか

[49] 前掲、山村欣雨「私はかく思う　金正守(仮名)放火「自殺」について」。

らもわかるように、患者の外国人登録は差別的管理や治安維持のためであって、朝鮮人ハンセン病患者の権利確認のためのものではなかったことを重ねて強調しておきたい。さらに、一九五一年に公布された「出入国管理令」においても、国外退去処分の対象としてハンセン病患者があげられ、彼ら、彼女らは、生活上、きわめて不安定な立場に置かれ続けることになり、人生が大きく翻弄されることとなった。同時に、「密入国者」と見なされた者については、取締りの対象としてさらに厳しい監視下に置かれ、その生活は、極端に制限された。在日朝鮮人の歴史の中に、底辺に置かれ続けていた彼ら、彼女らの姿を刻み直す必要がある。

すでに述べたような経緯や背景の中で、療養所の医師、そして厚生省関係者や国会議員などから、朝鮮人ハンセン病患者に対する取締りを強化すべきとの声が盛んにあげられた。しかし、日本の支配層・知識層である彼らには、在日朝鮮人ハンセン病患者・回復者が植民地支配による犠牲者であるという認識は皆無であった。したがって、一方的に「外国人」とされることで公式な移動が制限され、「非合法的」な形で「密入国」を行わざるを得なかった個々の事情などへの想像力も、それへの対応も何ら見られない。

このように、戦前から入所している朝鮮人ハンセン病患者は「癩予防法」だけではなく、「外国人登録令」や「出入国管理令」など、戦後、新たに登場してきた出入国管理体制下に置かれ、不安定きわまりない立場で、人生への更なる不安を抱えながら限定された「生」を生きざるを得なかったのである。

戦後における、出入国管理体制の強化政策と在日朝鮮人ハンセン病患者の動向については、ここに取り上げたごく一部の史実だけに終わるものではない。同時に、この時期に決定された政策は、その後も継続する在日朝鮮人ハンセン病患者・回復者に対する差別的制度の土台となったことも併せて銘記しておかなければならない。

遺書

韓億洙
（一九二七‐二〇一〇）

見下ろせば
底も見えない暗い緑の谷間
時折　のどかに晩鶯《ばんおう》の鳴き声も流れる

足もとに愛用のステッキ
ワンカップ二つ並べて
こんなところで
サヨナラのブランコとは

大哲《テチョル》よ　何故　死んだ
そんな仕草は
韓人《カラクニビト》に似合わない
隣人への友誼にも反するではないか

ハンジャン　モッコ（一杯やって）
山並の彼方の暮坂峠を
故郷《クニ》の峠と勘違いし
あの　峠《コゲ》の歌を口ずさんで逝ったか

徴用でも連行でもない
募集という名の流離五十有余年
行く道も帰る道も選べなかった君が
とどのつまり選んだ道がこんなとは

君が俺に遺してくれた片仮名の遺書

トモヨ　ワタシ　タビエデテモ
トモノコトハ　ワスレナイ
ワルイケド　ワタシヒトリ
サキニ　イキマス
ゴメン　ユルシテ
オカゲデ　ナガイキシマシタ
アリガト　サヨナラ　李《イ》　大哲《テチョル》

寂しいけど大哲《テチョル》よ
キミト　オレトハ
ゼッタイトモダチ
ケンチャナヨ　ケンチャナヨ（気にしない　気にしない）

君が選んだ道だもの

（栗生楽泉園入所者）

『詩集　恨《ハン》』（土曜美術社出版販売、二〇〇二年）より

3

在日朝鮮人、韓国人ハンセン氏病患者同盟結成と年金闘争

一　国民年金法制定と朝鮮人入所者

戦後になると、特効薬プロミンによる治療が行われることにより、ハンセン病は治癒する病気となった。健康の回復、整形、物理療法など医学の向上、施設面では社会復帰に備えた職業補導、退所者資金制度が実施されたこの時期は「療養所の転換期でもあった」[1]。

一九五九年四月一六日に制定された国民年金法が療養所の入所者にも適用されることになり、重い障害を抱える入所者にとっては大きな福音となった。一九六〇年三月より、実際に障害福祉年金一五〇〇円、老齢福祉年金一〇〇〇円が毎月支給されはじめたのである。

『曙の潮風』によると、不自由者（障害の重い入所者）の受給額は年金受給前には月額九一〇円であったが受給後は二二五〇円（慰安金と不自由者慰安金の合計七五〇円＋障害福祉年金一五〇〇円）となり、看護や介護もいまだ入所者の手でなされていた時代に、たえず他の入所者からの助けを受けなければならなかった視覚障がい者をはじめとする不自由者らは、「日陰者意識」から解放され、安心して療養生活ができると大いに喜んだという。長島愛生園では一九六〇年六月時点で障害福祉年金受給者六七三名、老齢福祉年金受給者三五名（全入所者一七〇〇名）に達した。

一方で年金受給者と年金非受給者との間に深刻な経済格差が生まれ、たちまち両者の間にさまざまな影響を及ぼした。特に同じ一級障害を持ちながら、「国民」年金という名のもとに、国籍条項によってその適用からはずされた外国人入所者の動揺は深刻であった[2]。

日本人の一級障害者が一ヵ月二〇〇〇円から二五〇〇円の給付を受けるのに対し、外国人の場合は同じ障害を持っていても総収入は七五〇円（慰安金と不自由者慰安金）のみであった。同じ障害の重さであっても日本人と朝鮮人との収入額に三倍もの差がついたのである。さらに、年金を得ていない「患者作業」従事者は平均八〇〇円の作業賃に慰安金五〇〇円が総収入であったため、作業賃を得る入所者と年金受給者との間にも深刻な経済格差が広がった（次頁の表参照）。当然、戦前、戦後と同じ療養所内で日本人と何ら変わりなく「患者作業」と呼ばれる園内労働を行い、生活してこざるを得なかった朝鮮人たちの不満や憤り、歎きはとどまるところを知らなかった。それは栗生楽泉園の朝鮮人入所者・星政治の次の言葉にも表れている。

我々はたしかに外国人には間違いない、しかし、過去の連《ママ》がりは別としても、その自由を拘束され、せまい所内に於て寝食を共にして来た、そして現在でも何ら変わりなく一室

［1］　長島愛生園入園者自治会『曙の潮風――長島愛生園入園者自治会史』日本文教出版、一九九八年。
［2］　栗生楽泉園患者自治会『風雪の紋――栗生楽泉園患者五十年史』、一九八二年。

各階層別月額収入(1960年度,単位:円)

	年　金	慰安金	不自由者 慰安金	計
障害福祉年金	1,500	500	250	2,250
老齢福祉年金	1,000	500	250	1,750
外国人不自由者	—	500	250	750
作業従事者	(平均作業賃) 800※	500	—	1,300

■全国ハンセン病療養所入所者協議会『復権への日月』(光陽出版社,2001年)より作成.
※は年金ではなく,平均作業賃である.

の内に三人から四人の雑居生活を強いられながら、唯民族が違うと云う理由で、一方は二千四百円、一方の私達は九百円療養慰安金五百円の他に若干の手当と、その差を大きくつけて猶かえり見ようとしないのは人道的立場から見てもあまりにも苛酷な取り扱いじゃないだろうか。[3]

朝鮮人入所者の高勲もまた、一九六〇年三月に発行された邑久光明園の機関誌『楓』に戦前の療養所における朝鮮人の様子について記し、国民年金法からの朝鮮人患者除外についての理不尽さを次のように訴えている。

朝鮮人病者は入園される当時から身体不自由者ではなかった。戦前に強制収容と、当時のハ氏病療養所内は戦時体制下の名のもとに、重労働と食糧難からの栄養失調、医薬の不足のために病状が極度に悪化されたのである。麻痺された手足で一握りのにぎり飯をほゝばりながら強制的に松根油造りなどの作業に使われて来た。その過労のために失明、両上下肢の喪失を早めた者が大半である。[4]

このように日本人入所者と共に「患者作業」(農作業や洗濯、介護など)に従事させられ、それによって身体不自由者となった朝鮮人入所者の実情を高は切々と訴える。さらに高は「悲惨な病時中に於いても、私達は自己の病気のみに苦悩する時代ではない、現実の日本危機の場を共に協力するのが朝鮮人に課せられた義務であると云う見解から、自己の病気の体を犠牲にしながら今日まで生きて来た」と述べ、半ば強制的な労働の中でも朝鮮人たちは「現実の日本危機の場を共に協力する」ことが「朝鮮人に課せられた義務」と認識し、労働に対して積極的に取り組んできたことを強調している。

当時、年金法に適用される障害を持つ朝鮮人は三〇〇人余りであった。高が「人種の差別なく、日本人療友と同等な待遇をなされることが当然であり、日本政府の責任でもあると確信し

[3] 星政治「朝鮮人問題」『高原』第一五巻七号、栗生楽泉園慰安会、一九六〇年七月、二三頁。
[4] 高勲「国民年金に関するハ氏病朝鮮人の悲涙」『楓』第二三巻三号、邑久光明園、一九六〇年三月、一三頁。

ている」[5]と主張する通り、国籍による差別なく、朝鮮人入所者にも年金を与えるべきだとの主張は当然であろう。

それでは年金の登場は、朝鮮人入所者の生活にどのような変化をもたらしたのだろうか。

邑久光明園朝鮮人入所者の河村寿夫は「昨日まで同じ療養所の同じ部屋で寝起きしながら、今日からは外国人としての扱いを受け第三国《(ママ)》人としての意識を持たなくてはならないと云う事態には割り切れない想いがしてなりません」と、その心の内を語っている。さらに「この意識がこのままの姿で表面化することになれば、全体の療養生活にヒビが入るのは必然であり、そこに摩擦軋轢が生ずるのは火を見るよりもあきらかであります」[6]と、経済格差が療養所内に生じることによって「摩擦軋轢」が引き起こされ、穏やかな療養生活が送れなくなることへの懸念を示している。それはその後、現実となっていったのである。

『全患協運動史』には、「年金の支給日になると外国人療友は肩身の狭い思いをし、同室の人たちがたまにおしるこなど会食の相談を始めるとこっそりと部屋をぬけ、便所に姿を隠し、余りの情けなさに涙を流す人さえあった」[7]と、共同生活の中で辛い思いをしながら療養生活を送らなければならなかった朝鮮人の姿が記されている。

また、失明者である申采雨は、同室の日本人入所者四人と朝鮮人である自分一人の雑居生活の中で年金による経済格差ができた様子を次のように訴えている。

一九五九年の十一月一日までは一切が平等に支給されて、お互いに助け慰め合って永い生活を続けて来たのです。それは人間ですから時には感情のもつれが争いを生んだこともありますが、お互いに不幸な身の上ですから直ぐに和解が成り立って、よほどの事のない限り、やれ日本人だ韓国人だと叫びをあげることはありませんでした。一律に一ヶ月七五〇円の支給を受け、そのとぼしく貧しい経済力で、何か一つの事を楽しむ場合には財布の底をはたき合って来ました。……身障年金の支給はこうした一切のものを根底から崩してしまいました。[8]

年金による経済格差が生み出されるまでは、貧しいながらも同じ境遇の中で朝鮮人と日本人はお互いに慰め合いながら支え合ってきた。しかし「身障年金の支給はこうした一切のものを

[5] 前掲、「国民年金に関するハ氏病朝鮮人の悲涙」、一三頁。
[6] 河村寿夫「谷間の声――在日朝鮮人ハ氏病患者同盟の活動と年金問題」『楓』第二三巻八号、一九六〇年八月。
[7] 全国ハンセン氏病患者協議会『全患協運動史――ハンセン氏病患者のたたかいの記録』一光社、一九七七年、一四五頁。傍点引用者。
[8] 申采雨「十一月一日から」『孤島』第一集、邑久光明園韓国人互助会、一九六一年、七一頁。

根底から崩してしまいました」という最後の言葉にあるように、突如として現れた経済格差によって、療養所で生活していく上で最も大切な要素である人間関係に大きな歪みが生じることになってしまったのである。

二　在日朝鮮人、韓国人ハンセン氏病患者同盟の結成

それでは年金の登場によって生じた療養所内の経済格差を是正するため、朝鮮人入所者たちはどのような運動を起こすことになったのだろうか。

戦前から数ヵ所の療養所では在日朝鮮人の団体（会）が存在していた。全生病院では一九二九年、文守奉（戸倉文吉）が同胞の会をつくろうと一人ひとりを説いて回り結成した[9]。

邑久光明園では、「我々は療養所内でお互いに助け合いはげまし合っていく意味におきまして、

1971年頃	1975年
互愛会	互愛会
朝友会	朝友会
協親会	協親会
朝鮮人互助会	互助会
親睦会	親睦会
親和会／同志会	槿友会
互助会	互助会
友興会	友興会
友愛会	友愛会
同友会	同友会

各療養所の朝鮮人団体

療養所名	1962年	1969年頃
松丘保養園（青森県）	互愛会	互愛会
東北新生園（宮城県）	朝友会	朝友会
栗生楽泉園（群馬県）	協親会	協親会
多磨全生園（東京都）	朝鮮人互助会	朝鮮人互助会
駿河療養所（静岡県）	親睦会	親睦会
長島愛生園（岡山県）	親和会	親和会／同志会
邑久光明園（岡山県）	朝鮮人同郷会	朝鮮人同郷会／韓国人互助会
大島青松園（香川県）	友興会	友興会
菊池恵楓園（熊本県）	友愛会	友愛会
星塚敬愛園（鹿児島県）	同友会	同友会

■『同盟支部報』第51号（1962年11月3日），『同盟支部報』第118号（1969年8月5日），『同盟支部報』第129号（1971年1月19日），『同盟支部報』第160号（1976年2月1日）.
※朝鮮人同郷会，韓国人互助会が「互助会」として統一し，正式に同盟加入の申し入れがあったと記されている（『同盟支部報』第129号〔1971年1月19日〕）.

各々親睦会を組織しております。……一〇〇名に余る同胞病者の団体で、真の親睦会であります」[10]という証言記録が残されている。

このように年金問題が起こる以前は、同胞同士の親睦を深めるためという意味が強かった。

しかし、年金問題が登場した後、各園では経済格差の是正運動のために次々と朝鮮人団体が結成されることとなったのである。一九五九年五月に結成された星塚敬愛園の同友会も「まず取り組んだのは、年金問題であり、年金獲得運動を展開した」[11]としている。国民年金法が成立した翌年である一九六〇年以降には上記の表の通り、在日朝鮮人入所者のいる

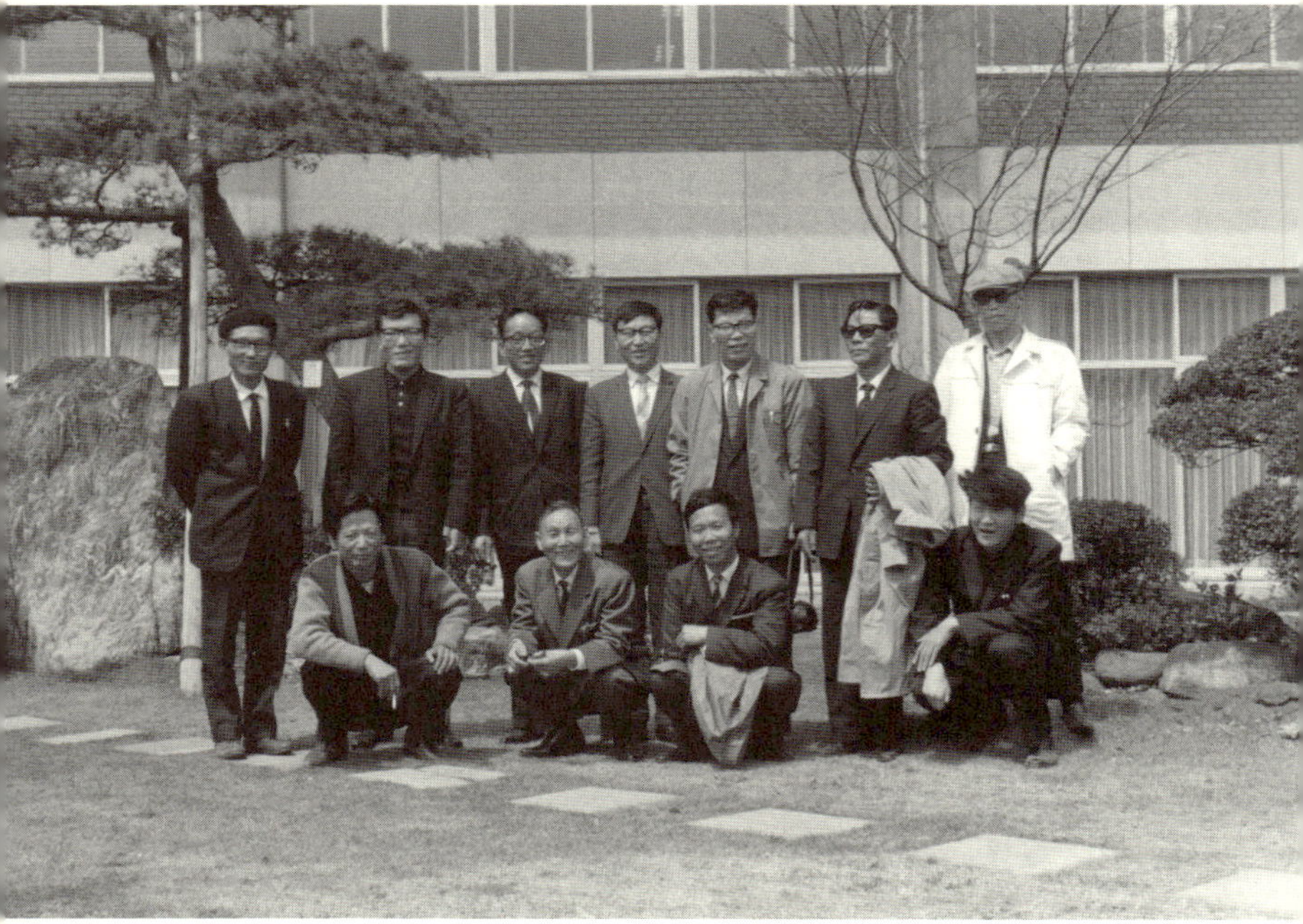

総連中央本部への陳情を終えて
（1960年代／個人蔵）

療養所では朝鮮人団体が結成された。

その後、朝鮮人入所者たちは年金問題による格差是正のために全国組織をつくり、自らの闘いを結実させていくことを決める。それが「全国ハンセン氏病患者協議会」(以下、全患協)傘下の全国組織として、一九五九年十二月に結成された「在日朝鮮人、韓国人ハンゼン氏病患者同盟」(現「在日韓国・朝鮮人ハンセン病患者同盟」。以下、同盟。同盟名称の変遷については一一二頁参照)であった。

結成の趣旨は、長年日本に在住し不幸にも病におかされた七〇〇人の同胞療友の親睦と横の連絡をはかるためであったが、その最大の目的は国民年金法の施行以来、民族的、経済的差別を強いられたことに対し、自らの生活と福祉を守るために団結して統一した運動を進めることにあった[12]。

翌一九六〇年五月十二日、駿河療養所で第一回の支部長会議が開かれ、その後、参加者代表によって民団(在日本大韓民国居留民団)中央本部、総連(在日本朝鮮人総連合会)中央本部、国会議員、

[9] 多磨全生園患者自治会『倶会一処――患者が綴る全生園の七十年』一光社、一九七九年、一二三頁。
[10] 前掲、「谷間の声――在日朝鮮人ハ氏病患者同盟の活動と年金問題」、三八頁。
[11] 星塚敬愛園入園者自治会『名もなき星たちよ――星塚敬愛園五十年史』、一九八五年、三〇〇頁。
[12] 前掲、『全患協運動史――ハンセン氏病患者のたたかいの記録』、一四四頁。

厚生省、大蔵省への陳情が行われた。こうして朝鮮人入所者自らの闘いが始まったのである。

三　全患協、全盲連による後援

一方、年金問題の解決のため、他の日本人入所者はどのような反応を示したのだろうか。全国のハンセン病入所者組織である全患協は、その解決のため、支部長会議において議題に取り上げ、関係各所への運動を展開した。

その背景には全患協傘下団体である「全国ハンセン氏病盲人連合協議会」（以下、全盲連）の存在があった。全盲連は一九五九年四月一六日付官報で国民年金法が告示された三ヵ月後の七月には、外国人盲人の処遇を改善すべく、全患協と共同ではなく、全盲連として単独陳情をしている。早くから年金問題に関心を持っていた全盲連は、園内の外国人に対する取扱いについても年金に代わる処遇をしてくれるよう要求してきたのである。

これに対し厚生省では、法律を変えない限りは実現が不可能であるという回答を示していたが、その回答に対しても、「平等な処遇が行われる日まで要求しつづける必要がある」と主張し、一般社会の人びとと共に連帯し、運動を展開しようとしていた[13]。全盲連のこの考え方は、その後の全患協における年金運動の要求路線にそのまま引き継がれていったのである[14]。

全患協運動の中で、年金問題への取組みは全盲連が積極的であったという点について、長年患者運動に携わってきた金相権も次のように回顧している。

外国人の年金のことも、日本人の中では盲人会、全盲連が一番先に外国人にも準用せよって言い出して、それから全患協の方でも決議したんだよ。盲人会には外国人がいっぱいいいるし、役員してる人もいたし、差がはっきり出たしね。[15]

実際に全盲連は、盲導施設の充実など六点の要望項目中、二点目に「外国人療友に年金にかわる給与をかちとること」をあげ、「外国人重症療友は、同一の生活を行っているにもかかわらず年金にかわる恩恵を受けないことは残酷な仕打ちである」と強く非難している[16]。

[13]『全患協ニュース』第一六一号、全国ハンセン病療養所入所者協議会、一九六〇年十一月一五日。
[14] 全国ハンセン病療養所入所者協議会『復権への日月』光陽出版社、二〇〇一年。
[15] 立教大学史学科山田ゼミナール「苦難を生きぬいて——ハンセン病療養所多磨全生園朝鮮人・韓国人の記録その四　金相権さん」『月刊私教育』一一八号、実生出版、一九八九年五月、三九頁。
[16]『全盲連支部報』第二一一号、全国ハンセン病盲人連合協議会、一九六〇年一〇月五日。

当時のハンセン病療養所入所者のうち約一割が失明者だった。その中には当然のことながら朝鮮人も含まれていた。同じ境遇に置かれた視覚障がい者同士の絆は特に強かったともいえる。そのため、年金問題解決についても全盲連がより積極的に全患協に働きかけたのであろうと考えられる。

一九五九年八月に長島愛生園で開催された全患協第四回支部長会議では、全支部の代表が年金問題の審議の中で人道的な立場から外国人一級障害者の援護措置を強く求める発言をし、年金準用の要求を決定した。さらに翌年十一月に松丘保養園で開催された第五回支部長会議においても、生活保護法やらい予防法の家族援護の適用と、外国人による日本政府への税金納入、人道的、国際的親善等の要求根拠を明らかにしながら、外国人患者への年金適用を求めた[17]。

一九五九年一〇月一日に発行された『全患協ニュース』第一三九号では、全患協から年金問題について「①障害福祉年金の適用範囲について」、「③総合障害を認めよ」とする主張とともに、「②療養中の朝鮮人一級障害者及び朝鮮人老齢者の件について」として、次のように述べている。

朝鮮人といえども同じ療養所に同じ病を養っている限り、差別なく待遇されるのが当然であり、事実従来から殆どそのような待遇を受けてきたものであり、当然の権利として当該療友に国民年金が支給されようという時、全国療養所の入所者中、約一割を占める朝鮮人療友の一級該当者ならびに老齢者が除外されるのはうなづけない。療養中の朝鮮人の中で年金受給の資格のありとみなされるものに対しては、年金に準じた待遇がなされるのが人道的立場から見ても当然である。

このように全患協は朝鮮人に対しても「同じ療養所に同じ病を養っている限り、差別なく待遇されるのが当然」とし、それは「人道的立場」においても当然だと主張している。

四　朝鮮人年金獲得運動に対する日本人入所者からの批判の声

それでは一般の日本人入所者は、朝鮮人の年金獲得運動について、どのような視線を向けていたのだろうか。

邑久光明園入所者で盲人会活動に長年携わってきた日本人入所者の金地慶四郎は、次のように当時を振り返っている。

……………………

［17］　前掲、『全患協運動史――ハンセン氏病患者のたたかいの記録』。

日本人同士の中では、「国民年金欲しかったら帰化して日本国籍とればいいじゃないか。それが手続上出来ないでもそうした気持ちを持つべきだ」とか、「いや、そんなことはない、自分の国は一番大事に思うんだから、帰化せえいうのは無理や」とか色んな話が出たよ。今のように強制的に連れられてきた被害者やいうようなことは、その頃ははっきりしてなかったからな。貧しくて日本に出稼ぎに来て病気になったとか、日本に住みついたとか、その人の子供だとかいう感じでとらえていた。当時は盲人会の中にも韓国人に対して色々な考え方をもつ者がおり、感情的にものを言う者もあって、その取り扱いにはちょっと苦労したけどな。[18]

同じ入所者同士でも朝鮮人に対する偏見を持っている日本人はいた。直接、間接的に聞こえてくる批判の声に対し、朝鮮人入所者はどのように感じていたのだろうか。菊池恵楓園入所者の韓石峯は、朝鮮人年金獲得運動が行動的になってくると、遺憾なことに朝鮮人への批判の声が高まってきたと述べている。韓はそうした批判の声に「こらえていた腹の虫が頭へきた」と言った同胞某氏の次のような言葉を紹介している。

われわれ朝鮮人にも年金支給を、と主張すると「療養所にいられるだけでも感謝すべきだ」、「帰国すべきだ。すべてが片づく」、「ゼイタクはいわせない」などの聞くに耐えない言葉を療友の一部や関係者当局の一部からきく。このような考えは大きな間違いであると思うので、朝鮮人の受難史の中の一部をもって理解を乞うものである。[19]

朝鮮人が日本人同様に年金を求めることに対し、理解を示す入所者がいる一方で、朝鮮人の渡航経緯、入所経緯を踏まえず、批判をする者もいた。

栗生楽泉園入所者で歌人の金夏日《キムハイル》は、当時次のような歌を詠んでいる。

国籍を移して年金もらえと云う園長の前にわが黙《もだ》しおり
身障年金に準ずる援助を日本の政府に願うみじめさ思う
厚生省との交渉はすすまず炎天下やけつく如き砂利に座り込む[20]

〔18〕金地慶四郎『どっこい生きてるで』私家版、一九九〇年、五四頁。
〔19〕韓石峯「差別される朝鮮人――年金運動を省みて」『菊池野』第一三巻第十一号、一九六四年二月、二五～二六頁。
〔20〕金夏日『無窮花』光風社、一九七一年。

「年金受給のためには国籍を移せばよいではないか」とする言葉は、たとえ「善意」の中から発せられたとしても、朝鮮人がなぜ日本の療養所に入所しているのかという歴史的経緯に関する認識が皆無であると言わざるを得ない。これらの歌からは歴史的経緯が踏まえられず、日本政府に「年金に準ずる援助」を求めなければならない実情への金夏日の強い怒りと絶望が読み取れる（金夏日については後述する）。

五　日本人知識人による無理解

それでは当時、ハンセン病療養所における年金問題に対して日本人知識人はどのように見ていたのだろうか。

一九六〇年一〇月一五日発行の『全患協ニュース』第一五九号に、在日朝鮮人入所者の利川祥玉による年金による所得格差の広がりを批判する「わたしは悶える」という文章が掲載された。そこには次のように朝鮮人入所者の苦しさが切実に示されている。

私達朝鮮人病者は病体の苦と経済の苦と精神的な苦の三重苦から抜け切れず今尚惨めな生活を続けている。この苦しみはいつ果てるとも知れず生涯自分が朝鮮人であることを意識しながら、片隅に小さくなって暮らさなければならないことを思う時、一種の悲哀と計り知れない嫌悪の気持を隠し得ないのである。

戦前戦中を通じて考へ《ママ》て見る時日本人も朝鮮人も同様に長い間何ら差別なく命を捨てて勝つまではと終戦のその日まで死物狂いに戦って来た。全国民がそうであったようにハ氏病療養所でも差別なく共に苦しんで来たが現行の身障者年金は、朝鮮人は国籍が違う、法律がどうのというその一ことで除外してしまった。他に収入の道も無く仕送りも無い朝鮮人でありながら、日本で生まれ日本語しか話せない二世三世の身障者の病者を今になって、再び谷底へつきおとすようなことを平然とやってのけようとする。日本政府に対しおさえきれない憤怒を感ずるのである。[21]

それに対し、同年十二月一日発行の同紙第一六二号に、永丘智郎(当時・関東学院大学教授)による心から同情するが独立国家の国民としての誇りを持つべきだという次のような主張が載った。

[21] 利川祥玉「わたしは悶える」『全患協ニュース』第一五九号、一九六〇年一〇月一五日。

発狂しそうになるほどミジメな気持で毎日を過ごしているというのだ。たしかに永く日本に暮らしていてかなり日本人と同化してしまった朝鮮人としては当然抱く感想であろう。だが朝鮮人はあくまでも日本では外国人であるということを忘れてはならない。だから私からのお願いとして本名を名のり外国人としての権利と義務に対して自覚を高めてほしいと思う。例えば療養所の設備が許すならあなた方だけの朝鮮人病舎を要求してそこに集って住み母国語が不自由なら勉強をしてほしい。……そして民族としての自覚を高め一日も早く病気をなおして祖国の建設に参加されることがあなた方の任務であろう。故に日本人患者がやっと福祉年金をわずかながらでももらえるようになったことは祝福してやって頂きたいものだ。あなたがたがヒガムこともないわけである。[22]

この主張には言うまでもなく、在日朝鮮人が日本による植民地支配の「産物」であるという認識が欠如しているばかりか、獲得したくともできなかった「母国語」や「民族としての自覚」を高めるべきだとする現実を取り違えた主張が展開されている。これに対する反論は、同じ在日朝鮮人入所者の林奉吉による「もっと理解を」とする記事のみであった。

もちろん、朝鮮人の年金獲得運動に対して全患協をはじめ、応援の声や支えはあり、それらが運動の進展に加勢したのは確かであるが、「人道的支援」という理由のみではなく、歴史的経緯を踏まえた当然の権利としての認識を持つまでには至らなかったのではないだろうか。

六　全患協、全盲連との共闘による「解決」

同盟による粘り強い運動の末、一九六二年から外国人特別慰安金が五〇〇円支給されることとなった。その後の支給は、年金増額に伴って行われたが、僅かな増額であったため、年金受給者との差額は逆にひらく気配さえあった。

全患協は一九六三年の第八回支部長会議において、療養慰安金を「日用品費」と名称を改め、月額三〇〇〇円を要求すること。また、不自由者慰安金を現行の二五〇円から七〇〇円にすることなどを決定し運動を進めたが、一九六四年度予算では生活物品費が八三円増額されたのみであった。生活物品費と生活保護の日用品費との格差が縮まらない理由について、邑久光明園

[22]　永丘智郎「在日朝鮮人患者の援護問題——利川祥玉氏に希望すること」『全患協ニュース』第一六二号、一九六〇年十二月一日。

入所者自治会から出されている『風と海のなか』によると、当時の厚生省が「不足分は作業賃で補っているとか、衣食住を保障されているハンセン病と社会一般の生保者とは同じレベルでは比較できない」という考えが根底にあったためであるとしている[23]。

ここからもわかるように、長年入所者たちは、憲法第二五条にある「健康で文化的な最低限度の生活を営む権利」からも除外され、差別的な状況に置かれ続けた。全患協は、一九五七年に憲法第二五条にある権利が生活保護費の支給額ではまかなわれないと訴えた結核患者の朝日茂による裁判（朝日訴訟）に影響を受け、運動によって支給額の増額を訴え続けた。ハンセン病療養所において、生活保護の日用品費に相当する生活物品費があまりにも低額であったからである。特に一九六四年から一九七一年にかけて、入所者一律の生活費支給を求めて、厚生省に座り込む中央行動を展開し、各園内でもデモを行なった[24]。

年金運動の基本方針として、全患協は一九六八年、次のように要求した。①障害福祉年金受給者は全員無条件で拠出制年金へ移行させるよう法改正をすること。②年金加入前の障害についても拠出制年金の支給対象とすること。③特別措置をすること、未適用者（外国人含む）について拠出制年金と同額の処遇をすること。

さらに一九六九年の七月行動では、日用品費の全員一律支給、特別措置などを要求するため、全患協本部に加え、全盲連、同盟、作業従事者連合会も同行し、総勢四七人で陳情をした。そして、こうした長年の運動と、らい調査会の答申、一九六八年二月に発足したハンセン氏病対策議員懇談会の協力、特に二階堂進議員（一九〇九―二〇〇〇）の口利きもあり、一九七二年からすべての入所者に、自用費（生活費に値するもの）方式として障害者年金の一級相当額が支給されることによって、一応の「解決」を見ることとなった。しかし、その間、多くの在日朝鮮人ハンセン病患者たちはその恩恵を受けることができず、この世を去ったことも忘れてはならない。

以上のように、ハンセン病療養所における朝鮮人たちは、日本の敗戦による「解放」の喜びもつかの間、新たな苦難に直面することとなった。その中の一つが国民年金法施行によって起こった療養所内の経済格差であった。病気であるという苦しみとともに、「らい予防法」により、他の日本人同様、療養所に隔離される人生を強制された人びとは、公の社会復帰を果たすことができなかった。目に見える経済格差が存在する療養所の生活が、平穏なものではないからとがでなかった。

［23］邑久光明園入園者自治会『風と海のなか――邑久光明園入園者八十年の歩み』日本文教出版、一九八九年。
［24］稲葉上道「全療協六〇年のあゆみ」『国立ハンセン病資料館二〇一一年度秋季企画展「たたかいつづけたから、今がある――全療協六〇年のあゆみ　一九五一～二〇一一年」』図録。

いって退園することもできず、失意の中で鬼籍に入る者も少なくなかったのである。
そうした格差是正を求めるため、朝鮮人入所者自らが声をあげ、闘ってきた。「等しからざるを憂う」という意識のもと経済格差是正運動に取り組んできた全患協、全盲連とともに、当事者同士の助け合い精神によって運動を展開してきた。植民地支配による被害者であるという認識を踏まえず、朝鮮人たちの運動に批判を唱える者もいたが、やがて朝鮮人たちの闘いは実を結び、障害者年金の一級相当額を支給するという自用費方式として実現し、一応の「解決」となったのである。

一方で国民年金制度から国籍条項が削除されたのは、一九八二年になってからである。しかもそれは一九八一年の「難民条約」の批准に基づいたもので、それ以前から「納税の義務」を負う在日外国人のためという理由で日本政府が動いたものではなかった。これまで在日外国人が対象から外されていたことについて、田中宏が指摘するように「共同の負担を財源に、相互扶助を理念とする社会保障制度が、排外主義に冒されていた」(25)といえる。さらに、国籍条項は削除されたが、無年金者が生まれないための経過措置(資格期間の短縮措置など)がとられなかったために、国籍条項が削除された時点で三五歳を超えている外国人や二〇歳を超えている外国人障害者は、無年金者として放置されることになったのである[26]。

ハンセン病療養所は日本社会の縮図でもある。同盟や全患協、全盲連の闘いに学ぶべき点は、療養所内の異なる立場の人びとと共に闘い、成果を獲得してきたことである。さまざまな立場の人びとが暮らす現在の日本社会においても、差別や排外思想に抗し、共生していくためのヒントがここにあるのではないだろうか。

〔25〕田中宏『在日外国人（第三版）——法の壁、心の溝』岩波書店、二〇一三年、一七三頁。

〔26〕一九八二年一月一日時点で三五歳を超えている外国人は国民年金に加入はできるが、六〇歳までに被保険者期間二五年を満たすことができないため老齢年金が支給されない無年金者となった。

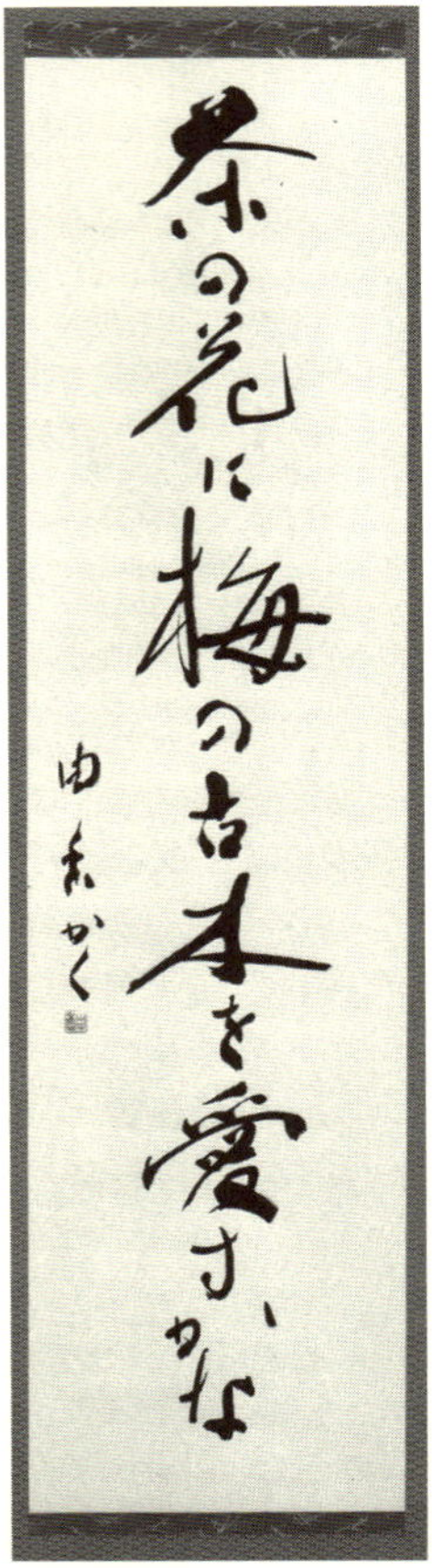

榎本由香（初子）作「子規の句」
（2000年／国立ハンセン病資料館蔵）

4

南北分断と朝鮮人入所者

一　南北分断による入所者同士の思想対立

先に紹介した多磨全生園患者自治会によって編まれた『倶会一処——患者が綴る全生園の七十年』には、戦後に起こった問題の中でハンセン病療養所に暮らす在日朝鮮人にとって辛く忘れられないこととして、「出入国管理令によるらい患者の強制送還」と「年金問題による経済格差」とともに、「祖国の分断による一時的な思想対立」があげられている。

一九四五年八月一五日の日本による植民地支配からの解放の喜びもつかの間、祖国朝鮮は一九四八年にそれぞれ朝鮮民主主義人民共和国と大韓民国という分断国家として成立することとなってしまった。日本国内の朝鮮人社会においても分断が深まったように、療養所内にもその分断が持ち込まれることとなった。

一九五九年十二月に全国のハンセン病療養所に入所する朝鮮人組織である「在日朝鮮人、韓国人ハンゼン氏病患者同盟」(現「在日韓国・朝鮮人ハンセン病患者同盟。以下、同盟)が結成された後、各園の朝鮮人入所者は「ハンセン病を患った同胞七〇〇人の親睦をはかり、国民年金法施行以来強いられてきた民族的、経済的差別に対し、自らの生活と福祉を守るため団結し、統一した運動を進めるため」に努力を重ねてきた。

しかし、いくつかの療養所では「祖国の分断による一時的な思想対立」が起こってしまったのである。

一九六一年五月二〇日に出された『在日朝鮮人ハンゼン氏病患者同盟支部報』（以下、『同盟支部報』）第一号には、委員長・星政治による次のような記述が掲載されている。

いまだ同盟に加入していない同胞には熱意をもって説得に当たってほしいのであります。そして光明園の韓国互助会、愛生の同志会、また（菊池）恵楓園にもそれらしき団体があるやに聞きますが、こうした団体にもお互いに密なる文通をして頂きたいのです。たとえ、主義主張が違うにしても、我々は血を分けた同じ民族ですし、現状下の生活に対する不満は同じだろうと思います。ですから、よく話し合えば必ずわかって頂けるものと信じ、各支部長はいっそうの努力をして頂きたいのであります。[1]

このように、同盟は結成当初、「主義主張が違う」ことにより、全療養所における朝鮮人団体の参加ではなかったことがわかる。

［1］『同盟支部報』第一号、一九六一年五月二〇日。

一九六一年六月一八日に発行された『同盟支部報』第二号には同盟の名称に関する議案があがっている。朝鮮半島における朝鮮民主主義人民共和国と大韓民国の成立により、日本社会の在日組織においても総連と民団に分けられ、その対立構造は療養所内にも広がった。名称問題はそうした問題が表面化したものである。復生支部長（私立療養所・神山復生病院）甲斐としおから、「在日朝鮮人、韓国人ハンゼン氏病患者同盟」という名称に対し、「一部の同胞にある種の抵抗感を与えるばかりでなく、悪意を抱く者が故意に同盟に政治的レッテルをはろうとする時に都合のよい口実にされる恐れがあります」[2]と名称をそのまま使用することに対して、分断を肯定し、南北それぞれの支持団体だと認識される危惧を抱くという意見が出された。甲斐は続けて「同胞なら誰でも政治的疑惑なしに加盟でき、誰にも親しまれ、外部からも誤解を招く恐れのない清新名称に改めた方がよいと思いますが如何でしょうか」と提案している。これに対し同盟本部は、復生支部からは具体的な名称の提示がないが、この名称を変える必要があるかどうかを各支部にはかり、必要がある場合は改めて名称を募集した上で決定したいとする意見を述べている[3]。

このように、南北の対立が望む望まざるとにかかわらず、園内に及んでいたことがわかる。そうした対立について、甲斐の「政治的疑惑なしに加盟」という言葉に表れているように、本国の分断状況に左右されず同胞同士が友好的に交流し、周りからも親しまれるような組織にしたいという思いを持つ入所者は決して少なくはなかったのではないかと考えられる。

一方で邑久光明園では『同盟支部報』(第二五号、一九六一年十一月八日)に「光明園の分裂問題について」として取り上げられるほど、南北分断による対立状況が問題化していった。委員長である星政治は統一のきざしが見えない光明園同胞団体の状況を受け、次のように述べている。

これは単なる私達療養所の問題でなく、全民族の中に築いている三八度線を消さない限り私たちの祖国の統一も考えられないことなのでしょう。がしかしせめて他国の療養所にて圧迫のもとに生きている私たちだけでもお互いにいがみ合う心を捨てたいものです。[4]

星は全国約七〇〇名の朝鮮人入所者に向けて、「いがみ合う心を捨てたい」と互いに友好関係を築くよううながしている。この発言の背景にはこの時期に開催されていた日韓会談があった。同日発行の『同盟支部報』(第二六号、一九六一年十一月八日)では、「我々ハ氏病患者の存在と云

[2]『同盟支部報』第二号、一九六一年六月一八日。
[3]同右。
[4]『同盟支部報』第二五号、一九六一年十一月八日。

うものはやゝもすると見落とされる恐れがあるのです。とにかく我々は悔いのない万全をきしていく必要性を感じるのです。そのような意味からも、この際我々の取るべき手段として第一に各支部から左記六ヶ所へ陳情書を取り急ぎ提出願います」と述べられており、日韓会談で議題となっている在日朝鮮人の法的地位を日本の療養所で生活する入所者に対しても保証するよう、日本政府に求める陳情書の提出を全国の同胞に強く訴えている。

さらに一九六一年十二月一五日発行の『同盟支部報』第二八号では、「本同盟の主旨目的は、我々病友の生活擁護と、他国における同胞が相助け合い、親睦を深めていくことにあるのは、改めてここに申し上げる必要もないと思います。従って、同盟の代表たる者の任務も、その主旨目的に添って忠実であれば、一応責任も果すことになると私考致しております」と改めて前置きした上で、「北と南の距離をいやが上に《(ママ)》引き離し、底知れぬ谷間へ自ら飛びこまんとするのが、韓日会談の将来かに思えてなりません。これは心ある私たち同胞が、それぞれに胸を痛めていることに違いありません」というように、二つに分かれた祖国によって在日同胞も分裂してしまうことの苦悩が表れている。追記部分にも「我々同盟員は個人の思想から離れて中立の立場から団結を求めたのが主旨であります」とある。このように同盟本部は何度も「中立の立場」であることを表明しなければならないほどに、分断による入所者間の溝が深まり、同盟本部の立場が常に問われる状況にあったのである。

一九六二年五月一日の『同盟支部報』第三三号では、邑久光明園の朝鮮人同郷会が正式加入したことと、私立療養所の神山復生病院にある復生支部が駿河支部に合併（会員五名）したことが報告されているが、星塚敬愛園の同友会二四名、邑久光明園の韓国人互助会約五〇名、長島愛生園の同志会約三〇名が未加入であることを伝えている（邑久光明園と長島愛生園は当時二つの団体に分かれていた）。その内の星塚敬愛園については、今後加入の見込みがあるとする一方、邑久光明園、長島愛生園の場合は実に複雑な要素を含ませているとし、同団体を「各支部と同じく取り扱ってまいりましたが、目下のところ協力はおろか、別紙の通り同盟を中傷するが如き行為に出ております。別紙民団本部の問題と併せて今回はわれわれ同盟としても、今後の取扱いを考えたいと思います」と厳しく言及している。

同盟を中傷するという件は、民団からの慰安金を各支部に平等に配分しなかったという誤解からくるものであったが、この件によってさらに分断の溝が深くなっていったのである。

また、一園につき二つの支部を認めるか否かという議論は、一九六二年六月二〇日から二四日まで長島愛生園で開催された同盟の第二回支部長会議で展開された。「同盟第二回支部長会議記録」によると、二つに分かれている長島愛生園の代表は「認めてもよい」としているが、栗生楽泉園、菊池恵楓園、東北新生園の代表は「単一にすべきだが支部内の事情によって考えてもよい。同盟基本方針によって結論を出す」との意見を出している。このように一本化することが前提ではあるが、支部の並存はやむを得ないとする考えが示された。結果、長島愛生園、邑久光明園内の朝鮮人団体は二支部のまま継続することとなった。

同胞の会の分断については、その後も同盟本部より『同盟支部報』において長島愛生園の親和会と同志会、邑久光明園の朝鮮人同郷会と韓国人互助会の各二つの団体に向けて統一を呼びかけている。

一九六四年六月一〇日の『同盟支部報』第七二号には「悲しむべき事実がある」として、次のように同盟の結束を促している。

> 今更いうまでもありませんが、過去何回かに亘り、もう言い尽くされている如く、われわれ同盟は思想的なものを超越し、全員の福祉増進が目的でありますので、人間愛に於ては何ら変らぬという観点に立ち、この際、共に手を取り合って中央にぶつかり、目的達成のためにたたかいたいと思いますので、何とぞこの点をご承知ください。

その後も、療養所によっては依然として南北支持者の対立は深刻であった。一九六五年六月一〇日の『同盟支部報』第八五号によると、そうした状況に対し同盟本部として、政治色を出すことによって全体が分裂することを危惧している。「現在の同盟の在り方が必ずしもすっきりしたものでないことは各支部とも十分承知していることであり、これを無理にすっきりしたものにしようとすれば、同盟が三つにも四つにも分裂することは必至です。政治色をはっきり出せば当然そうなる訳ですが、分裂すれば少なくとも現在よりは我々同胞は惨めな状態になることは目に見えております。その意味からも親睦団体的なものではありますが、現状では現行のまま進むより仕方がないのではないかと思います」との見解を委員長の金哲元は出している。

翌一九六六年には書面会議で「全同胞患者の統一について」として、再び団体の統一問題が検討されることとなった。同年三月三一日の『同盟支部報』第九三号を見ると、長島愛生園と邑久光明園には同盟に加入していない「同志会」と「韓国人互助会」があり、この二つの会で「韓国人生活を守る会」をつくっていることに対し、「同じ同胞でありながら、せまい療養所で、別々の団体を組織し、運動してゆくことは、あらゆる面から見てもマイナスであり不幸なことであります」としている。

そして、「本部としては機会あるごとに、全同胞患者の全国組織である同盟へ加入してもらえるよう呼びかけていますが未だ実現をみておりません」とした上で、「本年はなんとか全同胞が団結できるよう努力いたしたいと思います」と述べ、両団体への統一努力をうながしている。

年金による経済格差是正運動や出入国管理体制への積極的な運動を展開するため、療養所内の在日朝鮮人運動をまとめる必要があった同盟本部は、たびたび統一をうながしていることが

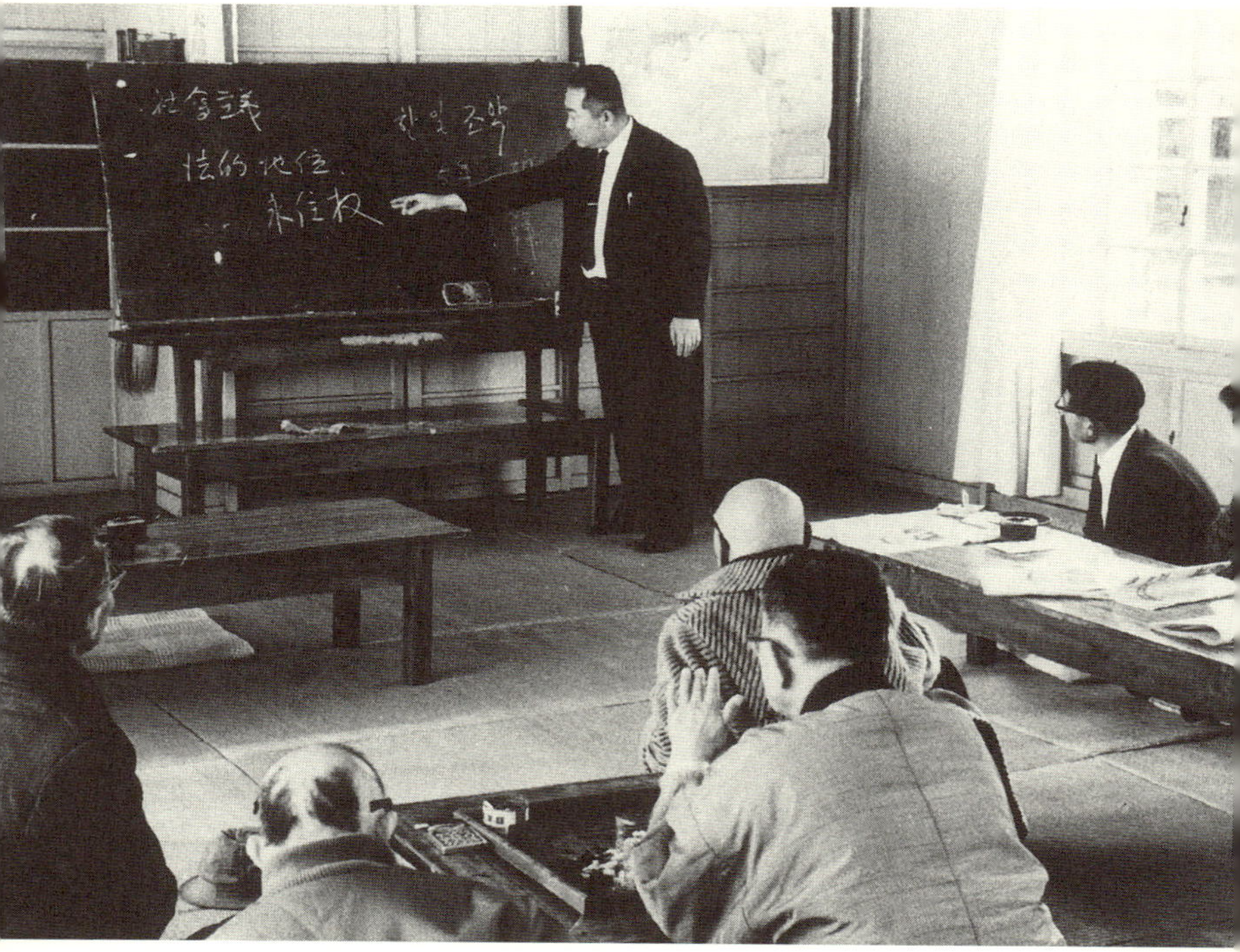

法的地位についての学習会
（菊池恵楓園　1966年か／趙根在撮影）

わかる。
それでは二支部を抱える療養所の朝鮮人入所者同士はどのような様子であったのだろうか。長島愛生園入所者の秋洪淇は次のように当時を振り返る。

槿友会（北と南を一つにした組織）が出来るまでは、それはもう大変でした。道で会ってもお互いにふり向きもしなかった。永住権問題あったでしょ。その時にある朝鮮人が永住権取れ取れといってこまめに動いた。永住権ないと韓国へ行かれへん。これだけいい時代になったのに、親や兄弟のこと考えたら、北のん（を＝引用者）もっていたら迷惑かかる、いうような話が入りびたった。[5]

本国の分断だけではなく、日韓基本条約によって生まれた韓国籍選択者だけに認められた協定永住権など、日本との関係においても分断状況が生み出され、入所者間のさらなる対立やそれによる不安と諦念が朝鮮人入所者に大きく広がった。

[5]　秋洪淇・泉谷明・金斗錫「座談会・人間として　長島愛生園を語る」『民衆の喊声、民族の絶叫3』七四書房、一九八〇年、六三頁。

園内での南北各支持者の対立が深まる中、秋は一軒一軒まわり、在日同胞への説得を行なった。その時のことを秋は次のように語る。

私が頭を下げて一軒一軒まわった。始めのうちは何か秋がきとったなぁとぐらいしか思わなかった。しかしやはり死んだ時ぐらいはええ気持ちで送ってやろうや。故国に返してやろうやないか。不自由な人、どうするんや。永住権もうて(もらって=引用者)飛行機乗っていけるやなし、ベッドの上で死にかけやんか。友達の人はだれだれおるんや、やっぱりみんな友達やんか。同胞やんか。会を作ったからというても、北でも南でもなんでもいいやんか。お通夜だけでも一緒にしようや。[6]

秋のこうした言葉から、療養所内の同胞同士の分断がいかに生活の中で暗い影を落としていたのかがわかる。「みんな友達やんか。同胞やんか」、「北でも南でもなんでもいいやんか。お通夜だけでも一緒にしようや」という言葉からは、祖国から遠く離れ、隔絶された療養所で生きていかなければならない朝鮮人同士、せめて手を取り合って生きていきたいという切実な思いが伝わる。

そして、長く分断状態であった邑久光明園の二つの団体が統一するに至ったのは一九七〇年代に入ってのことであった。

一九七一年一月一九日発行の『同盟支部報』第一二九号には、「光明園互助会の同盟加入について」と題し、次のように光明園の二つの団体の統一について記している。

支部報第一二七号にてご案内の通り、邑久支部はさきに解散しておりましたが、その後、関係者の積極的な努力と熱意により、韓国人互助会と旧朝鮮人同郷会が統一への実を結び、名称も互助会と改められ、正式に同盟加入の申し入れがありました。この件につき、本部としましては第四、第五支部長会議の確認事項であることでもあり、この申し入れを承認したいと思います。各支部におかれましてはそのように御諒解くださるよう願います。

本国の分断状況は狭い療養所内にも深い分断を及ぼした。同盟会長も務めた金奉玉は、同盟名称の最終決定について次のように回顧している。

［6］　前掲、「座談会・人間として　長島愛生園を語る」、六三〜六四頁。

「同盟」名称の変遷

【1959年12月1日】 長島愛生園において「**在日朝鮮人，韓国人ハンゼン氏病患者同盟**」という名称で在日朝鮮人ハンセン病入所者の全国組織が結成された．名称問題により，「在日朝鮮人ハンゼン氏病患者同盟」と「在日韓国人ハンゼン氏病患者同盟」という二種類の公印を使い分ける状態であった．名称問題はその後も継続していくこととなる．

【1962年6月】 20日から24日まで長島愛生園で開催された第2回支部長会議において「**在日朝鮮人ハンゼン氏病患者同盟**」に改称することが決定された．

【1962年9月】 合議制の採決で決まった名称であったが，各支部に持ち帰ったところ批准の段階で「朝鮮」は否決されたことを受け，多磨全生園で第3回臨時支部長会議を開催．この会議では名称の件のみ再討議し，「**在日外国人ハンセン氏病患者同盟**」に決定．

【1963年3月】 1963年3月1日に本部を多磨支部へ移管した際に，正式に「**在日外国人ハンセン氏病患者同盟**」に改称することになった．

【1972年頃】 「**在日外国人ハンセン病患者同盟**」になる．

【1992年4月】 4月7日から12日に多磨全生園で開催された第7回支部長会議において，「**在日韓国・朝鮮人ハンセン病患者同盟**」に仮称することが決定され，現在に至る．

■金永子「ハンセン病療養所における在日朝鮮人の闘い――「互助会」(多磨全生園)の活動を中心に」(『四国学院大学論集』第111号，第112号合冊，2003年12月，109頁)，韓石峯「在日外国人ハ氏病患者同盟の活動」(『菊池野』第15巻6号，1965年9月，9頁)参照．
※金永子氏は，1959年結成当初は「在日朝鮮，韓国人ハンゼン氏病患者同盟」という名称であった可能性も示唆している．

同盟結成当初は、在日朝鮮人・《ママ》韓国人ハンセン《ママ》病患者同盟と云ったが、これも幾つかの園に於て祖国が南北に分断されている国情と共に、療園の同胞も二分し、水面下にあっていがみ合っていた。これを打開すべく一九七二年に長島愛生園で第六回支部長会議が開かれた。この期間中各代表は真剣にこの問題に取り組み、ようやく療園同胞の南北統一にこぎつけたのだが、やはり問題の名称にこだわる者も多く、長時間協議の結果、双方の歩み寄りによって名をすて実をとる形で名称は外国人《ママ》ハンセン病患者同盟となった次第である。[7]

ようやく「在日外国人ハンセン病患者同盟」として決着したかと思いきや、最終解決はさらにその二〇年後を待たなければならなかった。再び名称の問題が浮上し、一九九二年の第七回支部長会議において最終的に「在日韓国・朝鮮人ハンセン病患者同盟」となった。名称問題は一九九〇年代に入り、ようやく解決に至ったのである。しかし、依然として祖国は分断状態にあり、朝鮮人入所者の悲願が届く日はまだ遠い。

[7] 金奉玉「「在日韓国・朝鮮人ハンセン病患者同盟」に至る変遷」『多磨』八四六号、全生互恵会、一九九二年、二七頁。

二　帰国事業

(一)　北朝鮮への帰国（帰還）熱

一般の在日朝鮮人社会において朝鮮民主主義人民共和国（以下、北朝鮮と表記）への帰国運動は、一九五〇年代後半から高まりをみせた。一九五八年八月十一日に、総連川崎支部で開かれた「祖国を知る集い」で日本の生活に見切りをつけて祖国に集団帰国することが決議され、その心情を綴った手紙が金日成に送られたのである。これが翌年にかけて全国的に高揚した帰国運動の出発点となった。翌日の十二日に開催された「八・一五記念集会」では「集団的帰国問題に関する要請書」が採択、日本政府に伝えられ、帰国運動が本格的にスタートすることになった[8]。

それに対し金日成は在日朝鮮人が祖国へ帰還することを熱烈に歓迎するとし、この間の社会主義建設の達成を誇示していくのである[9]。総連組織もまた二次（五八年一〇月三〇日、五九年一月三〇日）にわたる全国同時陳情行動や帰国実現の署名運動などを展開し、総連の組織運動は帰国運動一色に染まった[10]。

それでは朝鮮人入所者の中で、実際に帰国する者はいたのだろうか。またその実態はいかなるものだったのだろうか。

療養所では、一九四六年の段階で、在日朝鮮人ハンセン病患者が朝鮮に引き揚げることについて、GHQは感染の恐れを理由に禁止の措置をとっていたことは既に述べた[11]。また、一九五三年に制定された「らい予防法」下においては「退所」が正式には認められなかった。実際に邑久光明園入所者であった金潤任は、「一九四六年、「みんなクニに帰るからお前も帰ろ」という手紙が父と弟から来たが、園から帰国することを認めてもらえず、父、弟は先に帰った」[12]と証言している（金潤任については後述する）。

しかし、『全患協ニュース』を見ると、帰国した人びとから届いた手紙が紹介されていることから、例外として、「退所」し、帰国した元入所者が存在したことがわかる。はたして帰国事業は朝鮮人入所者にどのように受け止められたのだろうか。

在日朝鮮人入所者の住友良一は邑久光明園機関誌『楓』において、自らを含める朝鮮人入所

[8] 水野直樹・文京洙『在日朝鮮人　歴史と現在』岩波書店、二〇一五年、一三九頁。
[9] 『祖国は待っている！　在日同胞の帰国問題にかんする文献』外国文出版社編集・発行、一九五九年。
[10] 前掲、『在日朝鮮人　歴史と現在』、一四〇頁。
[11] SCAPIN（連合国軍最高司令官指令）―627「らい患者の引揚」、一九四六年一月一九日。
[12] 金潤任さんからの聞き取りによる（二〇〇八年三月一六日）。

者を「自分の病魔の恐怖と、異国の地での孤独と悲哀にすべての過去の自分のものを失い、また病気故に自分から進んでそれをすて去り、健康時代の自分の願望は夢のように消え、すべての過去の生活に終止符を打って苦悩と悲涙でこのH氏病療養所に来た哀れな同胞達」[13]としている。その背景として、これまで述べてきたように、障害福祉年金受給者からの除外があり、それによる在日朝鮮人入所者の経済的不安定な立場による将来不安があり、そうした動揺が他の在日朝鮮人入所者にも広がっていることを次のように綴っている。

最近全国H氏病療養所に在所する朝鮮人はたしかに大きな動揺があるようだ。……今、日本政府が決定された、障害福祉年金法を見てもわかる通り、同じ病者であって、同じ場所で衣食を共にしていても、朝鮮人であるという理由、第三国人《ママ》であるという理由のみで、この障害福祉年金法から除外されている現実を見ても、私達が動揺するのも無理はないはずである。[14]

さらに、障害年金法に適応する在日朝鮮人入所者は、「戦前、戦後を通じてH氏病なるが故に強制的、あるいは半強制的に肉親と社会から切り離された人々である」とし、「この重症な同胞達は経済的に苦しみ、異国での孤独と、肉親との別離に泣き暮らしてゐるのである」と、経済的な困難だけではなく、植民地支配によって異国の地で生活せざるを得なかったことで肉親との別離が生み出され、それにより「異国での孤独」感を深めている状況の切実さを伝えている[15]。

住友が「わたしは、朝鮮人でありながら自分の祖国をしらない。それは、今日学んだもの、習慣、道徳すべてが異国に於ての生活であったから」と記していることから、朝鮮半島で生まれ育った世代ではないことがうかがえる。しかし、続けて「異国に於ての生活が永ければ永いほど故郷を思い、祖国をあこがれる心境は理解出来ると思う」と述べているのである[16]。ここからは、単に「異国に於ての生活が永い」という理由だけで祖国への憧憬の念を抱いているとは考えにくい。彼にとって生まれ育った地を「異国」とする理由は、日本社会における在日朝鮮人に対する差別的な待遇、そしてハンセン病療養所においても年金受給の対象外に置かれるという処遇が、彼の祖国への憧憬の念を一層強いものにさせたのではないかと思われる。

実際に一九五九年には当時の在日朝鮮人の内、六〇％以上が日本生まれの二世か三世である

[13] 住友良一「北鮮《ママ》帰国とH氏病朝鮮人の立場」『楓』第二二巻九号、邑久光明園、一九五九年九月、六頁。
[14] 前掲、「北鮮帰国とH氏病朝鮮人の立場」、七頁。
[15] 同右。
[16] 同右。

ばかりか、大半（九六％余り）は朝鮮半島の韓国側領域の出身者であった[17]。

住友は続けて、「優秀な異国の療養所に於ての生活と経験を持つ私達が、よりよき祖国の発展のために帰国して、その努力と研究をするのも私達在日朝鮮人H氏病者の義務でもなかろうか」、「私達H氏病朝鮮人は、何時までもこれ以上暗い歳月を異国に於てすごすことはないということである。これからの日本にいる同胞達の生活、環境が現在以上に楽になり平和な日々をおくることは大変困難であるのではないだろうか」と述べる。

このように住友は北朝鮮への帰国事業による「帰国」の妥当性を主張するが、これらの言葉の背景には在日朝鮮人が日本社会で日本人同様に活躍し、その未来に希望を持つことが困難な状況があることがうかがえる。そして希望が持てない日本で生活をするよりも、たとえ発展途上ではあっても、祖国を自らの力で建設、発展させるのだという、社会の一構成員として希望の持てる場所へ飛び込むことを自らに納得させようとしたのではないだろうか。

一九五九年四月一日号の『全患協ニュース』（全国ハンセン病療養所入所者協議会発行）第一二八号に、「朝鮮に帰りたい病友のために」というタイトルで菊池恵楓園の朝鮮人入所者である山口忠夫による寄稿文が掲載されている。ここで山口は、ハンセン病患者の帰国問題について述べる中で本国の受け入れ状況について日朝協会の畑中正春による報告をひき、「特別な設備と特別の薬品をも準備して待っている。一人でも多く帰って来るように」とのことであると述べている。そうした本国の状況を受け、続けて「本国の北朝鮮は労働力をもとめているのではない。同胞としての愛であり、同民族の責任と義務の精神にもとづいて、非生産性者の病人をも、一人残らず引き取ろうと云うのである」と好意的に記している[18]。

それでは当時、療養所では帰国希望者がどれほどいたのだろうか。山口によると「日本で闘病中の病友の中にも、帰国したい気持をもっていながら、手続き上どうしていいのか迷って居る者が大勢いる」とし、手続きなどの課題があるために大勢の帰国希望者がいるにもかかわらず希望をかなえられていないことが示唆されている。さらに山口は、全国の療養所には七百数十名の朝鮮人がいることをあげ、その中には「帰国したいがそれを云っていいのか、何か日本人に対して（自己の劣等感のために）心情を訴えていいものだろうか、と迷っている者、堂々と（自分は帰りたい）と云っており、権利のあることも、判《ママ》っきり知っている人もいることと思われる」と指摘し、そのため、全患協本部、各支部に対して帰国希望者が一日も早く帰国できるよう促進運動を起こして欲しいと訴えている[19]。

[17] 前掲、『在日朝鮮人　歴史と現在』、一四三頁。
[18] 山口忠夫「朝鮮に帰りたい病友のために」『全患協ニュース』第一二八号、一九五九年四月一日。
[19] 同右。

それに対し、全患協本部は帰国問題について「目下全患協が取り上げねばならない重要問題」五項目の一つとして、「療養朝鮮人の帰国問題については各支部とも人道的立場からその実現のために便宜を計ってやるべきである」[20]と、支部長会議において運動方針を決定しており、帰国希望者に対し、後押しをしていることがわかる。

この方針決定には、一九五九年三月八日に栗生楽泉園で地元県議会議員を招いて、日本共産党栗生細胞と社会科学研究会が共催した「平和と人権を守る患者集会」において、「在日朝鮮公民帰国促進」に関する要求決議文が出されるなど[21]、各園での外部と連動した動きもその背景にあったのではないかと考えられる。

一九五九年二月始めまでには、帰国促進決議が四七の全都道府県と二九〇の市区町村で採択され、さらに帰国希望者も急増した。総連が二次にわたって繰り広げた陳情行動の終了日の翌日(一月三一日)に日本政府に渡した帰国希望者の名簿は、十一万七〇〇〇人にも達したのである。

それでは日本政府の反応はいかなるものだったのだろうか。日本政府はもともと在日朝鮮人の本国への帰還を望んでいたが、ようやく一九五八年に再開したばかりの日韓会談における韓国への配慮から、その要請を即座に受け入れることはできないでいた。しかし、一九五九年一月二〇日、日本赤十字理事会は帰国問題が政治と分離した人道問題であるとして、問題の早期解決を訴え、これを受けて二月一三日、日本政府は、いわゆる「閣議了解」(在日朝鮮人中北朝鮮帰還希望者の取り扱いに関する閣議了解）を発表する。その内容は、帰国に伴う一切の業務を日本赤十字社（日赤）と赤十字国際委員会（ＩＣＲＣ）に委ねることであった[22]。

こうした日本政府の対応に韓国側は反発し、日韓会談の打ち切り、李ライン（韓国の李承晩大統領が一九五二年に設定した海洋境界線。これにより多くの日本漁船が拿捕され、漁民が拘束された）の監視強化などの報復措置が断行された。民団は「北韓送還反対闘争委員会」を結成し、「北韓送還」が韓国の主権侵害であり、非人道的行為だとする抗議文を日本政府に突きつけた[23]。しかしながら、こうした主張をする韓国もまた在日朝鮮人が安心して帰国できる状況からはほど遠かった。朝鮮戦争後の韓国は一人当たりの国民所得も八〇ドル前後で低迷しており、都市には失業者があふれていたという。

民団は北朝鮮への帰国運動に強い非難を表明していたが、それをかき消すほどの圧倒的な帰国熱があった。日本の新聞各紙も日本の対応は人道的に当然の措置であり、抑留中の日本人漁

[20]　「全患協結束して一歩前進へ——新たな運動方針決まる」『全患協ニュース』第一三八号、一九五九年九月一五日。
[21]　「感動と希望の集会——群馬草津・栗生楽泉園で」『全患協ニュース』第一二九号、一九五九年四月一五日。
[22]　前掲、『在日朝鮮人　歴史と現在』、一四一頁。
[23]　同右。

民の送還を拒否する韓国政府こそ「人質外交」であり「非人道」的と非難した[24]。

療養所内における南北各支持者の対立についても、以上のような状況を勘案すると当然であると考えられる。療養所内であっても、一般社会における状況は地元の在日朝鮮人を通して伝えられていたからである。

療養所内での帰国熱はその後、菊池恵楓園内において具体的な動きとなって現れる。一九五九年八月一三日、菊池恵楓園の北朝鮮への帰国希望者三十数名によって「帰国者の会」が結成されたのである。結成会の最中、待ちに待った〝帰国調停書の調印成立〃の報に接したという。それはインドのカルカッタで「帰還協定」(日本赤十字社と朝鮮民主主義人民共和国赤十字会との間の在日朝鮮人の帰還に関する協定)が正式に調印されたということであった。その時の一同の喜びは、「どっと大歓声になって、顔と云う顔が輝き、声という声がはずみ、自分達の幸せのために、自分達の子供達のために、開かれた扉の向うにある祖国の建設と展望を、人々は讃え合い、うなづきあって、快い昂奮に包まれていた」[25]という言葉通り、新しい人生に対する希望に満ちあふれている。裏を返すとその背景には、日本社会で夢や希望を持つことができないほどの貧困や民族差別、ハンセン病患者への根強い差別があったのである。

そしてついに祖国への帰還は一九五九年十二月一四日に成し遂げられる。新潟港から二三八世帯九七五人がソ連籍の二隻の船に乗り込み北朝鮮の清津港に向かった。その後わずか二年余りで約七万五〇〇〇人が帰国したのである。

帰国希望者たちの喜びや期待の声が大きくなる一方で、帰国問題によって同胞間の関係が悪くなってきたということを、先に紹介した山口忠夫と同じ菊池恵楓園の在日朝鮮人入所者である山村欣雨は「朝鮮僑胞よ　自制心を失うな」という投稿記事で述べている。山村は朝鮮人の北朝鮮への帰国問題が世間に広がってから、北朝鮮への帰国を希望する者、日本への永住を希望する者、統一後帰国したい者など在日朝鮮人同士でも意見が分かれる事態が起こっていることを指摘し、その中で帰国希望者と日本への永住希望者の間に対立感情が生まれてしまっているとする。山村は直接どのような事態が起こっているかについては述べていないが、「帰国希望者達が自分だけの幸福と希望と意思を充すがために、朝鮮人組織体を無視して個人個人が、患者自治会及び園当局に迷惑をかけることは、十分謹んでもらいたいものだ」としているように、実際は朝鮮人団体を通さずに個人的に帰国のための手続きを取ろうとしたため、何らかのトラブルが出ていたことがうかがえる。またこうした内容の投稿をしなければならないほど、各園の帰国希望者は一人や二人ではない数で帰国のための働きかけをしていたことがわかる。

〔24〕　前掲、『在日朝鮮人　歴史と現在』、一四二頁。
〔25〕　「〝帰国者の会〟が菊池に結成さる」『全患協ニュース』第一三七号、一九五九年九月一日。

最後に山村は、自身の結論として、次のように述べている。

「私の結論として、各支部及び朝鮮人会と朝鮮人病友に一言おねがいしたいことは、組織ルールを重じて、各園朝鮮人会で北鮮《ママ》帰国希望申請者をまとめて、各園支部を通じ全患協本部で集結、万全な準備の下で病友達が一番先に帰国出来るよう厚生省に働きかけてもらいたい」[26]とし、帰国希望者も理性ある行動をとるように促している。

このような意見に対し、日本人入所者はどのような反応を示したのだろうか。菊池恵楓園入所者の入江信は、「本問題の扱いは支部内の事情によってデリケートである」としながらも、「基本的人権に関する人道上の問題を「政治的な配慮」ということでカイヒ《ママ》してはならない」としている。そして「さきに行われた日朝両国赤十字の交渉に見られるように、不当ないいがかりや妨害は世論が許さないし、正しい要求は多くの人々に支持されることを銘記すべきであろう」[27]と、あくまでも人道問題として解決すべきであると主張している。

(二) 帰国者のその後

それでは実際に療養所から北朝鮮へ帰国することはできたのだろうか。これについて一九六〇年二月一日発行の『全患協ニュース』には、「菊池恵楓園から帰国第一号が出た」という記事が朝鮮人入所者で「菊池恵楓園内帰国者集団会」の金子健治により投稿されている。金子は、「二月二〇日は、ここ恵楓園で病と斗っている私たち朝鮮人には忘れることの出来ない日となった。また日本全国の八氏病療養所に於ても最初に見ることの意義ある日であろう」としていることから、菊池恵楓園から出た初めての帰国者は、全国的にも初めてのことであったことがわかる。

金子は、帰国者が出たことに対し、「一人の私たちの同胞が、長い異国での生活を清算して隆盛発展の一路を止ることなく建設している、幸福な生活が約束される母国の暖い胸にだかれることになった」[28]とその喜びを記している。

その記事では、前日の一月一九日に帰国者集団会の主催で同胞四十数名が集って自治会長、副会長、全患協事務局長、朝鮮総連熊本県本部委員長を迎え、歓送会がささやかながらも歓喜あふれるなかで行われたことが紹介され、金子は今後も帰国が実現することを希望している。さらに続けて金子は帰国者集団会の希望として次のように述べる。

[26] 山村欣雨「朝鮮僑胞よ　自制心を失うな」『全患協ニュース』第一三一号、一九五九年五月一五日。
[27] 入江信「朝鮮人の帰国問題によせて」『全患協ニュース』第一三八号、一九五九年九月一五日。
[28] 金子健治「菊池恵楓園から帰国第一号が出た」『全患協ニュース』第一四六号、一九六〇年二月一日。

私たち帰国者集団会が結成されて以来長い間の願望は、苦楽を共にして来た人を一人でも多く、一日も早く祖国に送り出して私たちの真意を伝えて、受入れ態勢を早く整えて貰うことであったし、またこうすることによって私たちの帰国が早く実現されることになるからであった。[29]

また、次のように日本と朝鮮の友好のために尽力したい旨も記している。

私たちは自分の祖国に帰って療養することだけではなく、祖国－朝鮮民主主義人民共和国と日本との友好を尚一層深め、両国人民が自由に往来出来るように、またわれわれハ氏病患者間の交流も出来るよう全力をつくす決意に燃えている。……私たちが自分の祖国である人民共和国に帰国することがすでに祖国の平和統一を早めることにつながるという観点から見るとき、一人の同胞が病気をなおして祖国－人民共和国に帰国することは我帰国者集団会の誇りと名誉であり全朝鮮民族が一日千秋の思いで斗っている祖国を平和的に統一させることに一歩寄与したことになったからである。[30]

このように祖国建設に希望を見出し、そのための第一歩を踏み出そうとした若い在日朝鮮人の希望にあふれる姿が垣間見られる。金子は自身が帰国する前年である一九五九年五月一日発行の『全患協ニュース』に祖国に帰ることのできる喜びを語る中で、自らについて次のように述べている。「私も、全患協の一人として、自治会の一人として、一人の朝鮮人として、果すべき義務と責任を履行することによって、祖国を愛する一人の朝鮮人として、プライドと喜びを持つ者です」。

続けて、「この私の心にある誇りこそ、それは全世界の人々の目の前で〝千里の駒〟に乗って、止むことなく隆盛発展の一路を進む、朝鮮民主主義人民共和国であります」と述べ、発展を遂げる祖国に対する希望と、その発展建設に携わることのできる喜びがにじみ出ている。さらに、祖国に帰るという「ねがいと希望が、かなえられるその日まで、その船出まで、どこにあっても、どんな時でも、正しく明るい朝鮮人でありたい。皆と一緒にこの微笑を分けあって正しく頑張って行きたい」[31]と結んでいる。

[29] 前掲、「菊池恵楓園から帰国第一号が出た」。
[30] 同右。
[31] 金子健治「私は正しい朝鮮人でありたい」『全患協ニュース』第一三〇号、一九五九年五月一日。

ところでこの記事の冒頭で、多くの日本の人びとが「私が朝鮮人であることを正しく理解して交際してくれるので、何より嬉しくありがたく思っている」と述べるように、金子は多くの日本人入所者が自分のことを「正しく明るい」という言葉で表現していることをことさらに強調しているように感じる。そのことからは、朝鮮人に対する差別意識が残念ながら当時の入所者の中にもあり、そうしたイメージを払拭すべく、重ねての日本人入所者への感謝とともに、自らが「正しく明るい」朝鮮人でありたいとする宣言に至ったのではないかと思われる。

それでは実際に北朝鮮に帰国した元入所者は、帰国後どのような生活をしていたのだろうか。一九六〇年五月一五日発行の『全患協ニュース』第一五一号には、岡山県立邑久高校新良田《にいらだ》教室（全国一三の国立療養所に唯一設けられていた高校。一九八七年に閉校）で学び、北朝鮮に帰還した星山未子の便りが掲載されている。星山未子は帰国第八船（第八次帰国船、一九六〇年二月十二日）で新潟港より出航した。その後、生活の様子を知らせる三月十一日付けの手紙が長島愛生園の朝鮮人入所者である大場一夫のもとへ届いた。

それによると、星山は帰国後、黄海北道の沙里院で医科専門学校に入学し、アパートに住んでいるという。来たばかりでお金の感覚や言葉がわからない等、まだ慣れないことが多い様子に触れる。また、「設備の整った療養所というものはなく、又病人も余り多くないようです。全然病院がない、というのではなくある程度収容する病院もあるそうです」と、同学校の先生に聞いたこととして記している。そのことについて先生は「余りそのことについてふれたくないように見えましたのでやめましたが、まだまだこちらは建設の段階ですので病人の事は遅くなるんじゃないでしょうか」と、暗に日本に比べ、病院施設などが整っていない状況について伝えている。

また、星山の便りの紹介から二年後の一九六二年四月に発行された星塚敬愛園の機関誌である『始良野《あいらの》』に、当時星塚敬愛園で医務課長を務めていた井手二郎が、帰国した金楊柱の手紙を紹介する中で北朝鮮の生活の様子について触れている[32]。井手は、以前、金が入所していた菊池恵楓園の医師であった。金の帰国時には検査を行い、帰国を許可した医師でもある。まずその時のことを次のように記している。

> 金さんは軽いL型のほとんど病勢は停止期にあり軽度の後遺症を残した人でした。軽快退所（菌陰性者であれば退所処置をとる園もあった。しかし正式な退所ではなく、その権限は園に委ねられていた）して北鮮《ママ》に帰りたいと希望がありました時新潟に於ける取扱いについて心配

［32］井手二郎「朝鮮民主主義人民共和国のハンセン氏病事情について」『始良野』第一六巻二号、星塚敬愛園入所者自治会、一九六二年四月、六頁。

があり又朝鮮《ママ》人民共和国に対する医学的信義の問題もありましたので慎重に検査を進め許可致しました。[33]

このように帰国当時の金の病状やハンセン病による後遺症はそれほど重いものではなかったという。そしてそのことが金の帰国へとつながったようだが、続けて井出は当時の北朝鮮における医療設備がどの程度整備されているのかという点について、「大韓民国のハ氏病事情については詳細な資料がありますが北鮮《ママ》とは直接の国交が未だないため天山付近に療養所が一つあることぐらいしか分かっていませんでした」[34]と述べていることからもわかるように、日本にはその実態がほとんど伝えられていなかったのである。

それでは金楊柱が見た北朝鮮の医療事情は、どのようなものだったのだろうか。

金が井手に宛てた「祖国に帰って」という手紙には、北朝鮮に帰国した際、北朝鮮の医師たちに日本での闘病生活と退園の経過を話し、日本で発行された退園許可証明書を見せたところ、北朝鮮の医師たちは日本の退園許可証明書を尊重し、一般の人びとと同じように社会生活を許可されることになったという。しかし、金は日本から帰ってきた回復者は生活や気候の変化から再発する者が多いということを聞き、自ら一定期間、身体の調子を観察する意味で病院に入院することを希望する[35]。また、北朝鮮にはハンセン病の病院は全国に一ヵ所しかないが、使用する薬は日本と同様の薬が使われていたという[36]。さらに金は、北朝鮮のハンセン病病院の実態について次のように驚きをもって記している。

こちらの病院では、不思議に、病院内で病気が動くとか、落ち着いた人が、病院内で再発するということは、絶対にないということです。故に、病院に来た病人は、一日一日と好《ママ》くなることだけです。私が見た範囲でも、それは非常に健康度が高いということです。病人達は、病院の中で、ここが、レプラの永住する所とは、毛頭考えていません。日本の普通病院と同じく、一時の治療の場と考えています。故に、担当医がいて、一週間に二回は必ず病人を回診しています。[37]

[33] 前掲、「朝鮮民主主義人民共和国のハンセン氏病事情について」、六頁。
[34] 同右。
[35] 金楊柱「祖国に帰って」『姶良野』第一六巻二号、一九六二年四月、六〜七頁。
[36] 金は使用薬について次のように述べている。「ＤＤＳ、スルペトロン、及びリマイシン《ママ》、及びその他の薬もあります。そうして大風子もありまして、希望者にはそれも使っております」（前掲「祖国に帰って」、七頁）。
[37] 前掲、「祖国に帰って」、七頁。

続けて、病院内の患者の様子にも触れ、その状況を次のように伝えている。

> 私が見ていて、そのままの感想は、病気に対して、治すことだという、完全に病気とたたかう、という前向きの姿勢であるということです。故に病院内には、一滴の酒類も無いということです。私自身が本当に驚いてしまいました。患者自治会（正しくは患者委員会といいます）が、非常に発達しているのです。規則正しい生活を指導しています。私が見て勉強になったことは、先生達が病気を治すことに全力を傾注しても、患者の方で非病人的生活をしていては、絶対に病気は治らないということでした。[38]

以上のような金の手紙に対し、井手は一部疑問に思う点もあるとしながらも、「色々と我が国の療養所に比較して考えさせられるものがあります」[39]としている。当時の日本の療養所における運営状態は、入所者の労働力によって支えられており、特に金が述べていた「非病人的生活をしていては、絶対に病気は治らない」という言葉は、医療従事者である井手にとっては、耳が痛いものであったのではないだろうか。

最後に井手は「勿論人民共和国《（マヽ）》と言い大韓民国と言い私達には一日も早く平和的に南北一緒になって我国の良き隣人として交り《（ママ）》たいと思う」[40]と述べ、文章を締めくくっているが、その後、井手によって金の手紙が紹介されることは二度となかった。はたしてその後、金はどのような人生を辿ったのだろうか。

(三) 韓国への帰還

それでは朝鮮半島の南側である韓国への帰還はかなったのだろうか。一九六四年十二月五日発行の『在日外国人ハンセン氏病患者同盟支部報』(以下、『同盟支部報』)第八〇号に、ある入所者が韓国へ帰還したという内容の記事が「アブジ祖国へ帰る!!」という見出しで次のように掲載されている。

> 栗生支部よりの連絡によると、長年、苦楽を共にして来た姜龍伊(竹内二郎)通称アブジ(七十才)が、このほど、慶尚南道蔚山市の故郷に帰りました。故郷には、奥さん、息

[38] 前掲、「祖国に帰って」、七頁。
[39] 前掲、「朝鮮民主主義人民共和国のハンセン氏病事情について」、六頁。
[40] 同右。

子さんがおり、手紙のやりとりをしていましたが、息子さんから、「歳も歳だから、死んでも帰国してから云々」という意味の手紙が来、故郷恋しさで決心したと思われます。帰国に関する手続き一切は、栃木県宇都宮市でしていきましたが、これは長期帰省の際、登録証が宇都宮にあったためです。帰国に際しては園当局から退園費、旅費など二万円近くもらい、又、協親会によるカンパを三万数千円もらい、大勢の人に見送られ、帰国したとのことです。

このように実際に、一九六四年に韓国へ帰還した入所者がいたことがわかる。その点について同じく『同盟支部報』第八〇号（十二月五日）で、同盟本部より「本国への臨時帰省取計らい方要請について」というタイトルで各支部に対し、次のような提案がなされている。

（提案理由）現在、外では祖国（韓国）へ自由に往来している。私たち患者は十年、二十年と療養所に暮らしているが、祖国に親兄弟のある者も沢山いる。旅費は個人負担で何とか外部の人たちと同じように、臨時帰省が出来るよう、関係者に訴えて実現できるように致したい。

（本部意見）この件については、二、三の関係団体にあたってみましたが、外部の人とちがい、現在のような国交状態では、療養所のような施設に入っている人は、たとえ自弁でも、臨時帰省は無理とのことでした。あえて帰省をするならば、『療養所の外へ一応、籍を移し（退園の形）祖国へ行き、日本へ帰ってきて、又、療養所へ入る』という方法が考えられますが、これも後に問題が残るおそれがあります。しかし、多数の意見で、「療養所からでも祖国（韓国）——北朝鮮は現在は出来ない——へ臨時帰省が出来るよう運動いたしたい」ということであれば、そのようにしたいと思っております。

以上のように、同盟本部は一般社会の在日朝鮮人と同様に、もう一方の祖国である韓国への臨時帰省ができるように働きかけるかどうかについての議題を各支部へ提示し、意見を募っている。こうした動きからは、韓国に肉親がいる入所者が当時、かなりの人数でいたことがわかる。

また、一九六〇年の時点ではかなっていた北朝鮮への帰還は、『同盟支部報』第八〇号が出された一九六四年十二月の時点では、「北朝鮮は現在は出来ない」という言葉から不可能とされていたことがわかる。その理由については明らかではないが、次項で紹介する李哲夫の例が参考になると思う。

㈣　帰還がかなわなかった入所者

実際に、一九六六年三月一三日発行の『同盟支部報』第九二号には、北朝鮮への帰還を希望していたハンセン病回復者が帰還できないという事態が起こった経緯が紹介されている。書き出しは次の通りである。

昨年春、長島の高校を卒業した李哲夫君が、出身の栗生楽泉園に帰り、そこから社会復帰して、五月より埼玉県で働いていたのであります。勤め先の主人も理解があり、仕事にも馴れて来た頃（十二月）総連の埼玉南支部青年部の人と知りあい、そこで帰国の話がすすめられたわけです。その際、病気であったことを打ち明けたのですが、青年部の人は「治ったのだから、問題はない」と云ったそうです。初めは本人も迷っておりましたが、家族（長野に父、兄二人がいる）に相談した結果、帰国申請をし、栗生や長島の友人、知人に別れの挨拶に行き、協親会、親和会の人を始め、多くの日本人の方よりも激励や餞別を受けたのであります。

そして、十二月十一日に多磨全生園へ来て、一七日に新潟から出港する帰国船に乗るために一四日に大宮を出発し、一六日に新潟に着いた。その際に、日赤の担当者が帰国団の団長に、李が病気であったことを告げると、担当者は団長から「自分の一存では決められないため、北朝鮮の医者と相談するので来月の船まで待って欲しい」と言われた。すでに積んであった荷物だけが北朝鮮へ運ばれ、李は取り残されてしまったのである。

その後、李は日赤の担当者と新潟医大へ診察に行き、医師より「療養所の専門の医師が退所させたのであるから我々がいうまでもなく大丈夫である」との診断があったが、やはりすぐには帰国船には乗せてもらえなかったという。李はひどく落胆し、総連の担当者も責任を感じ、「来月の船が来るまで埼玉の総連で働いてもらいたい」と申し出るほどであった。李は二、三日新潟に滞在した後、日赤の担当者が元の職場へ連絡をして、再び元の職場で働くことになったという。

李はその後、同盟本部に対し、「自分はあきらめているが、今後も帰国希望者がいると思うので、病気が治っても帰れないのかどうか、はっきりしたことを総連中央へ聞いてもらいたい」と要望した。同盟本部でも、「これは李君個人の問題ではない。療養中の我々全同胞の問題である」とし、二月一九日、本部員三名で総連中央本部に行き、事情説明と回答を求めた。それに対し、総連の担当者は「李君の場合は保留中である」とし、「日本の医師の診断が菌陰性であっても、結論は帰国団代表と朝鮮政府の話し合いで出ると思う。帰国事業の原則としては、精神病者、ハンセン氏病者、その他の伝染病者は乗船できないことになっている」と回答した。それに対し、同盟本部側は「専門の医師が慎重に診察し、菌陰性で退園させたのであるから健康人と変わりないではないか」と聞きただしたところ、総連の担当者からは、「日本の医師の診断証明書は金で買う場合もありうる。また利益のない者に対して送還させる考えで社会復帰させる場合もあると思う」との回答であったという。

このようにハンセン病回復者として乗船しようとしても、この時期は「回復者」ではなく、あくまでも「患者」であり、それを理由に乗船拒否されていたことわかる。さらに「利益のない者に対して送還させる考えで社会復帰させる場合もあると思う」という言葉からは、まだ見ぬ祖国に対する希望を胸に乗船を希望する一青年の願いをかなえることなく、同胞であってもハンセン病患者であった者が排除されるのは仕方がないとする差別意識も垣間見られるのである。

総連の担当者の回答に対して同盟本部の代表たちは、退園が簡単なことではないことを説明するとともに次のように反論している。

それでは我々患者は、日本の医師が菌陰性の証明をしても、本国で受け入れてもらえなければ、永遠に帰れないではないか。解放二十年、この方、老人はともあれ、若人は日本で生まれ、自分の祖国がどのようなものか、あこがれていると思う。帰国事業原則がこうだからといわないで、本国政府と総連とで話し合い、我々も帰国できるよう働きかけてもらいたい。[41]

このようにハンセン病回復者であり、朝鮮人である若者の思いを同盟本部の代表たちは代弁したのであったが、その後、栗生支部が総連中央本部の韓徳銖議長宛に出した質問状の回答は次のようなものであった。

周知のとおり、帰国事業は正義と人道の旗のもと取り行われておりますし、帰国者の対象は「帰国協定」及び両赤十字間の合意事項に基づいて取り行われている訳で、結核患者、ライ病患者並びに一切の伝染病患者は帰国対象から除外しております。我が国の医学政策を見ても予防を基本に基づいてきました。一例を申し上げますと、日本で悪性流感とコレラがはやっている場合は、帰国船の運航を停止したことも一度や二度ではありません。こ

［41］『同盟支部報』第九二号、一九六六年三月一三日。

れは国際慣例からみても、帰国協定と帰国事業の基本精神に照らしてみても、至極当然なことだと考えるものであります。

と回答し、李哲夫については「わが国赤十字会代表団より帰国を保留し、待機してもらう方がよいとの意見を日本赤十字社当局へ提議した」としている。[42]

こうした回答にある通り、やはり総連は前述したように、ハンセン病「回復者」ではなく、あくまでも「患者」としての認識に立った上で本国からの対応に呼応している。また、世界が開放医療を進めるようになった時代においても、あくまでも感染源の強い感染症として取り扱っていることがわかる。

この手紙による回答では「帰国を保留し、待機してもらう」とあったが、この内容を受けて、長島支部では次のような感想を述べている。

李哲夫君が乗船拒否をされた点について、当支部は複雑な気持ちです。これで何回も拒否されたことになりますので、日本の軽快退所証明は北鮮《（ママ）》には通用しなくなった感がします。即ち一度療養所に入所した経歴をもつ者は永遠に帰国できないことになります。[43]

日本社会だけではなく、祖国である北朝鮮からも受け入れを拒絶された回復者の思いはいかばかりであっただろうか。単に「複雑な気持ち」として表現するだけに留まらないやるせなさが在日朝鮮人回復者に広がっていったのではないかと考えるのである。結局、北朝鮮に渡った荷物も戻ることなく、李はその後も日本で生きていくこととなった。と同時に、北朝鮮に帰国した星山未子や金楊柱が、その後どのような生活を送り、その人生の最期をどのような迎えたのか。そのことに思いを馳せざるを得ない。

[42] 前掲、『同盟支部報』第九二号。
[43] 同右。

黄昏

國本昭夫
（一九二六－二〇〇八）
みぞれ降る
師走たそがれ
火を燃やし
火を燃やし
一人手をかざす
貧しさに疲れ
病に朽ちた
手をかざす
曠野のように寂しい部屋で
こうした今の僕の姿を
何時の日想ったことだろう
あゝ　美しい日暮の色彩を載せ
一人僕は
火を燃やし
故里に残る
老いた母を想う
（多磨全生園入所者）

『山櫻』（全生互恵会、一九五〇年三月）より

II　療養所という場所で

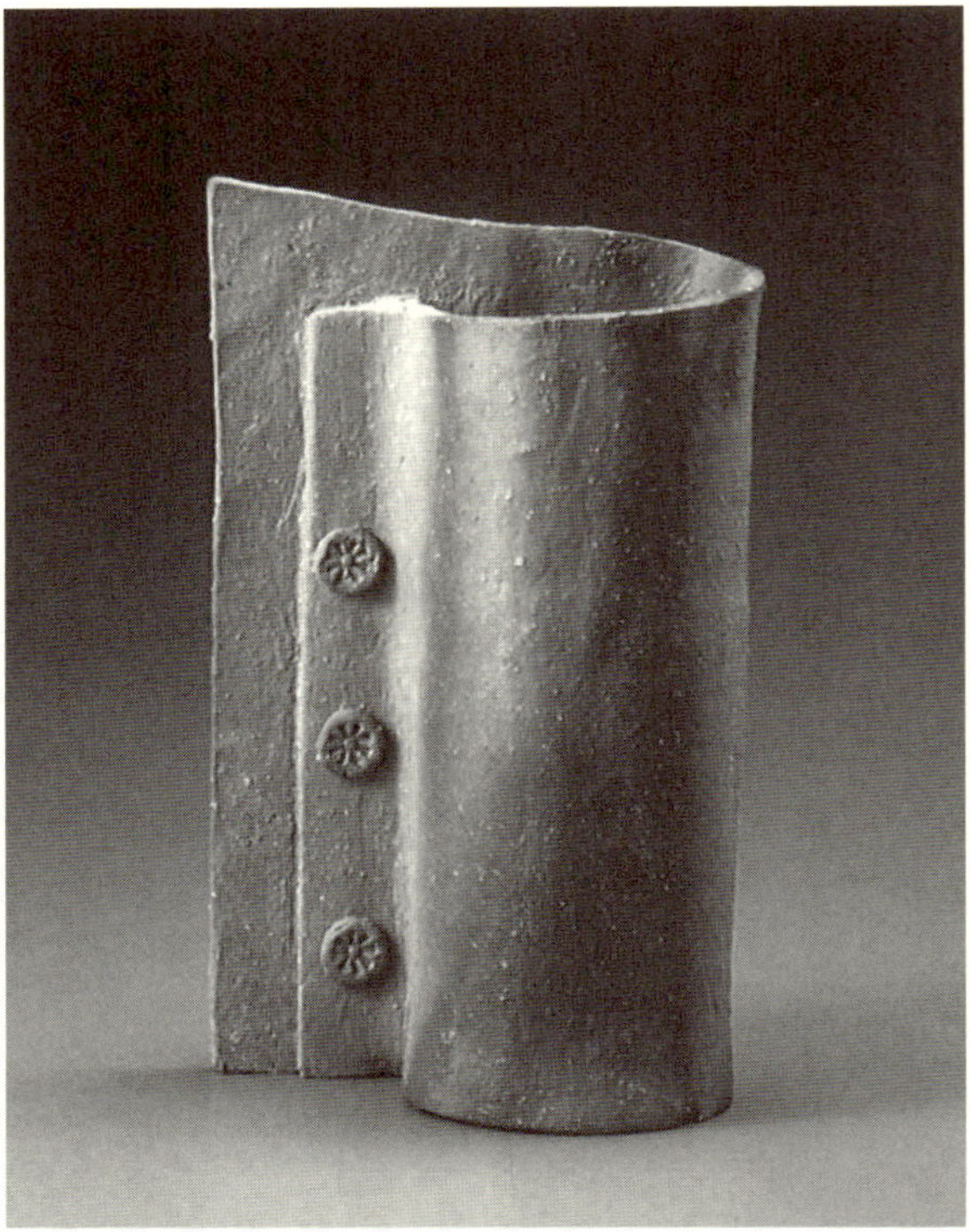

金潤任作「花入」
（2000年／国立ハンセン病資料館蔵）

1

療養所に生きる

一　療養所の暮らし

㈠　患者作業

それでは、彼ら、彼女らの暮らしはいかなるものであったのだろうか。

日本のハンセン病療養所は療養所らしからぬものであった。療養所運営は、乏しい予算の中で行われていたため、「患者作業」という入所者の労働力が必要不可欠であった。そのため入所者はさまざまな作業に従事せざるを得なかったのである。それは女性や子ども、不自由者も例外ではなかった。ここでは、「患者作業」を中心に朝鮮人入所者の暮らしについて見ていきたい。

道路整備や建築、洗濯、炊事、さらには介護や看護までもが、入所者の仕事として存在した。戦争が激化していく一九三〇年代後半になると、療養所内も食料が欠乏するなど苦境に立たされ、炭焼きや農作物の生産など、以前よりもさらに過酷な重労働を担わなければならなかった。その中で朝鮮人も、他の日本人と同様に、共に療養所運営のための作業を行わなければならなかったのである。

邑久光明園入所者であった崔五福は、「同胞達はそのすぐれた体力をもって各々社会的経験を生かして実によく働いた。そのため、日本人病友から非常に感謝され、好意を持たれていた」[1]と述べている。また、他園においても、農園部の長として働き続けた文守奉（多磨全生園）や、療養所内の道路や宅地開拓に貢献し、記念碑まで建てられた具奉守（長島愛生園）などがいた（具奉守については後述する）。

彼らの行動について、長年、入所者の待遇改善運動に尽力してきた金相権は、本人の性格だけではなく、朝鮮人として後ろ指をさされたくないという思いが彼らを突き動かしたのではないかと語っている。そのように金が指摘する理由として、同じ入所者同士であっても、日本人による朝鮮人への蔑視観を感じる場面が少なからずあったことが考えられる。

前述した文守奉（戸倉文吉）は、一九四七年に収穫した麦を製粉するための製粉機購入を同じ入所者の炊事長に打診したところ、炊事長は「余計な心配はするな、生意気な奴だ。戸倉、お前は朝鮮へ追っ払ってしまうぞ」とどなったという。その言葉に対し、文は日頃国籍のことなど忘れてただひたすら園のために働いてきたのに、突然人種差別的暴言を浴びてカーッとなってしまい、「よし、追い出すなら追い出せ、明日追い出されても今日は全生園の人間だ。みんなのために頼むのに何がわるい」と炊事長になぐりかかろうとした。しかし、その場にいた

[1] 崔五福「貳圓《にえん》拾銭」『孤島』第一集、邑久光明園韓国人互助会、一九六一年、二四頁。

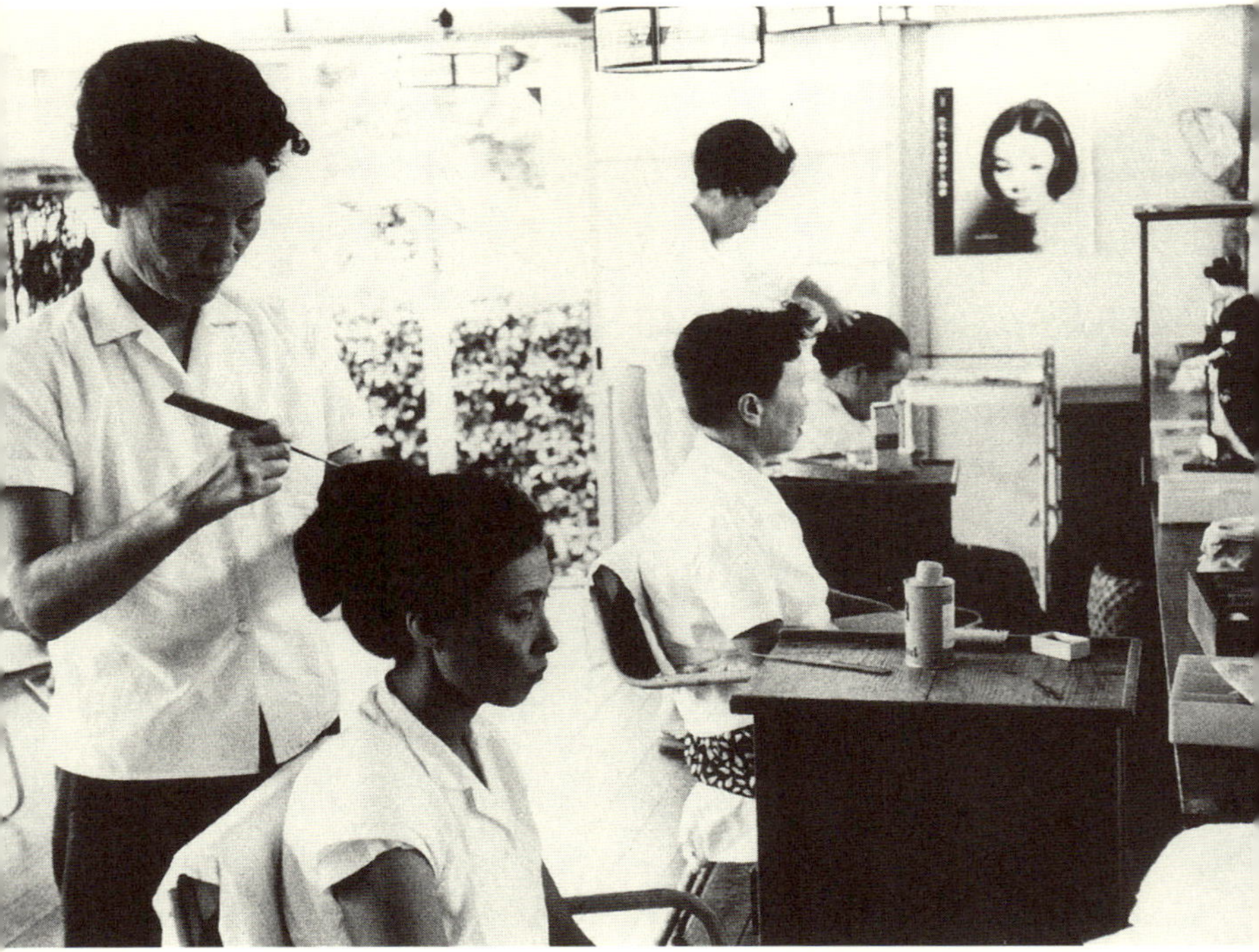

患者作業・美容室
（多磨全生園 1960年代前半／趙根在撮影）

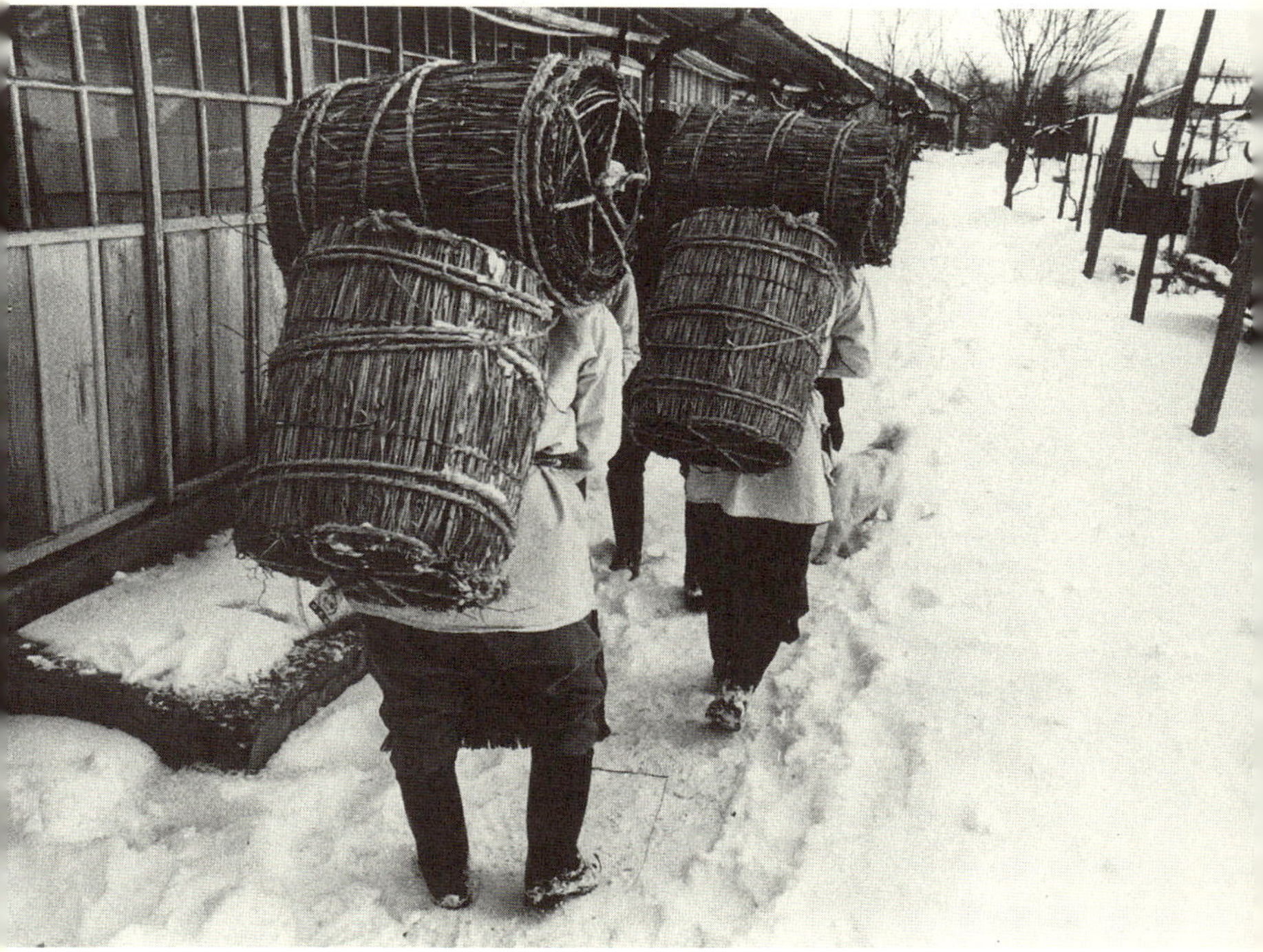

患者作業・木炭運び
（栗生楽泉園　1966年／趙根在撮影）

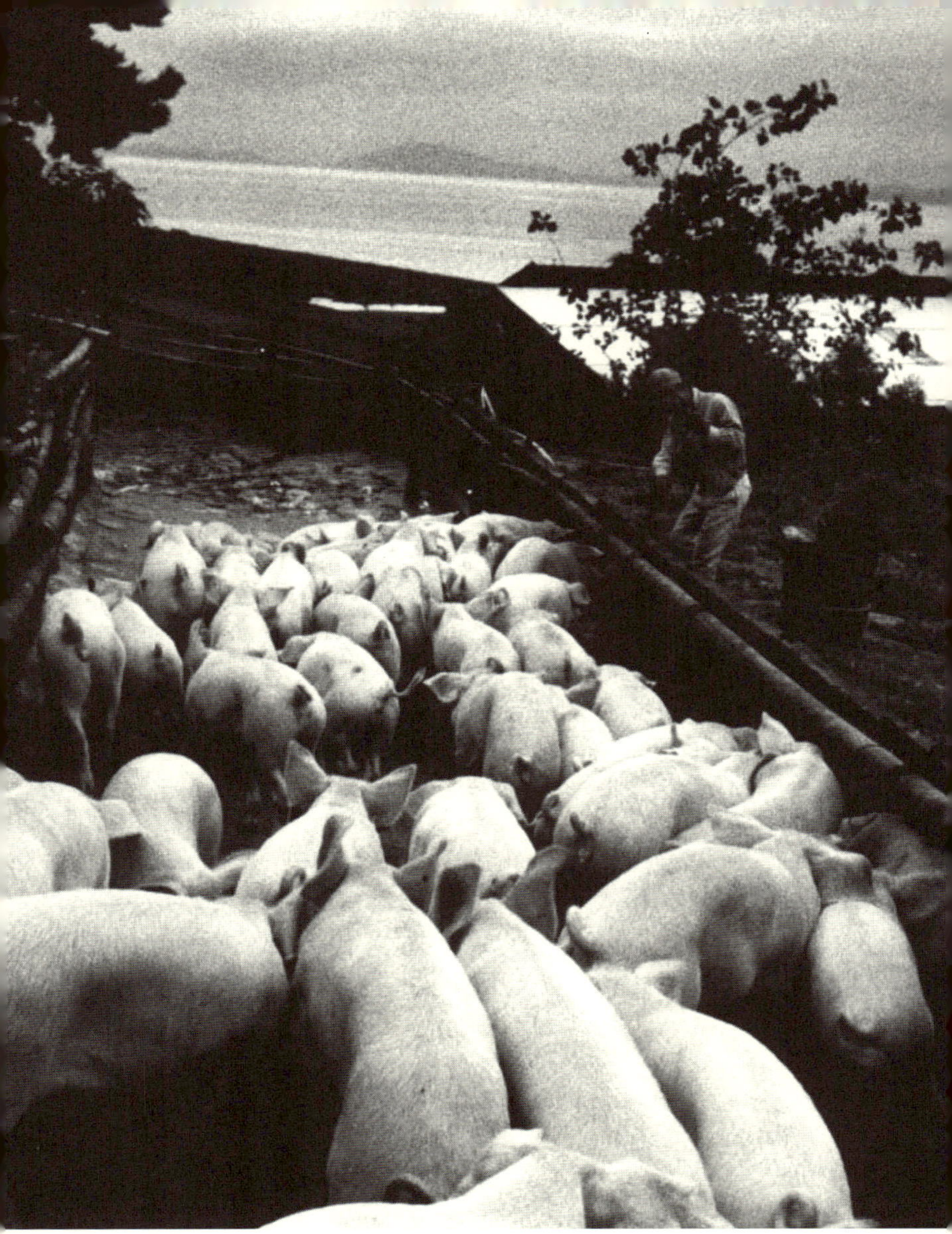

患者作業・養豚
（長島愛生園 1970年／趙根在撮影）

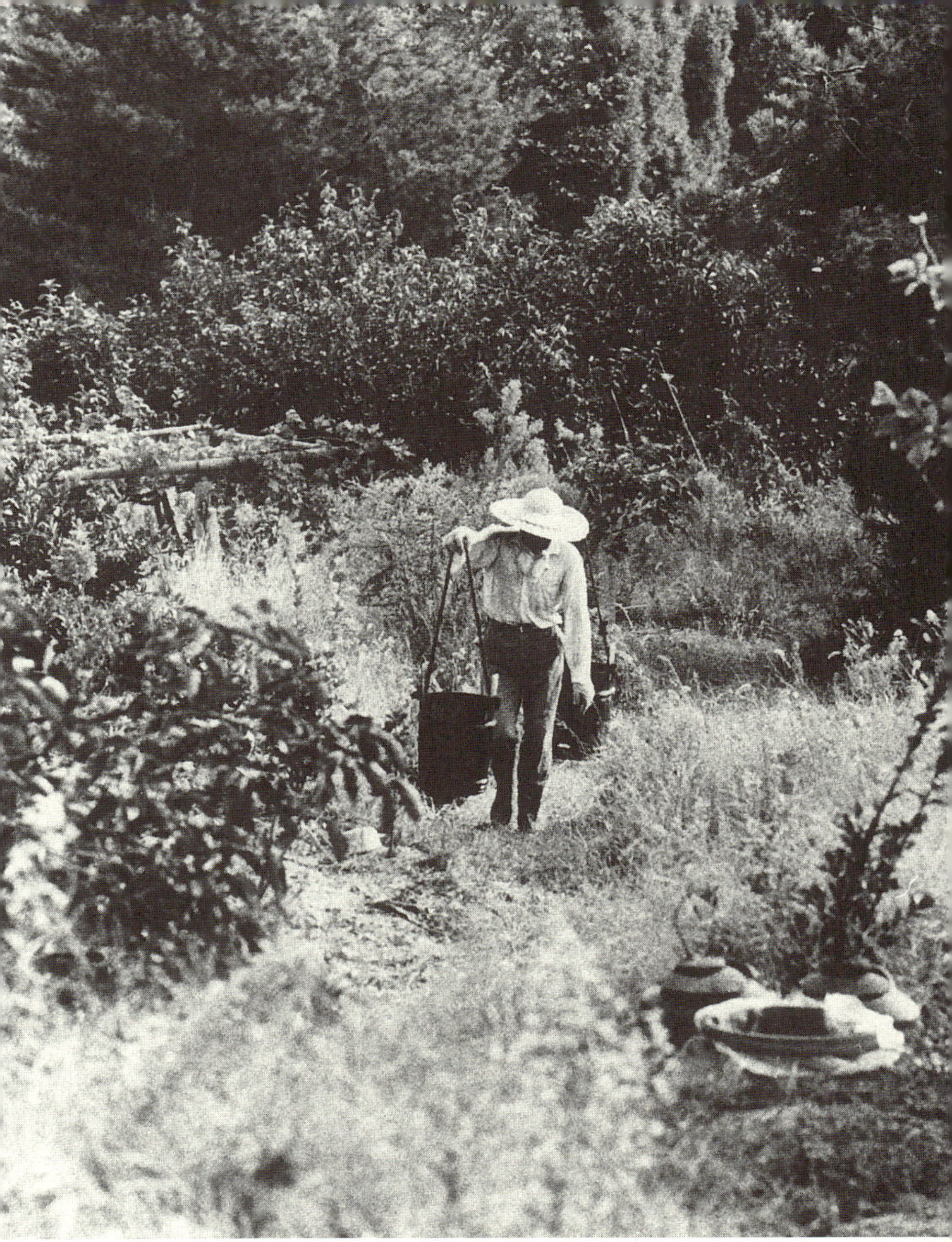

患者作業・水汲み
（長島愛生園 1970年／趙根在撮影）

入所者に背後から抱きとめられ、こみあげる怒りと口惜しさをやっとのことでしずめたという[2]。

このように共同生活である療養所において、同じ入所者であっても、朝鮮人に対する差別意識を持つ日本人入所者がいたことがわかる。そしてたとえ文のように懸命に他の入所者のために働き、尊敬される存在であったとしても、朝鮮人蔑視観を持つ者から心ない言葉を発せられ、それに対しやり場のない怒りと朝鮮人であるゆえの疎外感を感じざるを得ない場面が少なからずあったのではないかと考えられる。

また女性入所者も熱心に働いた。金玉先は、戦時下で食料も不足する中、山の開墾や松根掘りなどの重労働に携わらなければならず、日本人、朝鮮人にかかわらず心を合わせて朝から晩まで労働し続けたという。彼女は夫や子どもを残して入所しており、全快を信じていたのだが、戦後、自分でも信じられないほど不自由な重症者になってしまった。一九四七年に突然面会に来た夫からも、自分であることを認識してもらえないほどであった。夫は一緒に韓国へ帰るつもりであったのだが、その姿を見て、子どもだけを連れ帰ると言い、病気が良くなったら迎えに来ると言ったが、その後、消息が途絶えてしまったのだった。療養所での生活を振り返った金は次のように心の内を語っている。

生活に追われて日本へ渡って来て、充分な生活を築くいとまもないままに、真っ黒な絶望の世界へ投げ込まれた韓国人患者達の生活のことが、私の胸にいいようのない孤独感をさらに強めて私はやり切れない苦しみに発狂しそうになりました。[3]

また、具南順は女性としての暮らしについて次のように述べている。

女子独身寮は男の部屋とは違って、口論やケンカのようなことはありませんが、子ども寮を上がったばかりの人から、四十才、五十才の人まで雑居生活ですから、みんなの気持ちが一つにまとまることは不可能なのはあたり前のことですし、最近とは違ってその頃はこの病気が完全に治るとは考えられませんでしたから、女同士の冷たいいがみ合いなどもあります。表面上はしっくりととけ合っているのですが、病状に対するいらだちとあせりが、つい角を出すのです。[4]

[2] 多磨全生園患者自治会『倶会一処——患者が綴る全生園の七十年』一光社、一九七九年、一二六頁。
[3] 金玉先「収容所で」『孤島』第二集、韓国人ハンセン氏病療養者の生活を守る会、一九六二年、二七頁。
[4] 具南順「一人の女」『孤島』第一集、邑久光明園韓国人互助会、一九六一年、六五頁。

病気に対する不安に重ね、雑居生活におけるストレスや殺伐とした生活の様子がここからうかがえる。

(二) 恋愛・結婚

ハンセン病は女性よりも男性に多く発症し、かつて、療養所の男女比もおよそ三対一とかけ離れていた。具南順は、療養所内での男女関係についても神経を使わなければならなかったと述べている。

夜になれば男の人達が遊びに来ますが、一生をこの島で送るより仕方がないとみんなが諦めているのですから、男女関係についても神経質になっています。一方で男の人としゃべっているかと思えば、片隅では残して来た子どもや夫のことを、ぐちをこぼしていますし、その両方に神経を使わなければなりません。この島の噂は無責任で、毎日噂に神経をすりへらさなければならないことより、一緒になって笑いころげている方が生きて行くのに好都合なのです。[5]

また、続けて療養所内の結婚、交際について次のように述べている。

この島の男女の交際ほど、およそロマンチックらしからぬものはないでしょう。ほとんどの人達は見合いというよりも、それぞれの親しい人からの薦めで結ばれています。子どもを育てるとか、将来の生計を考えなければならないと云うことはなかったのですから、それほど真剣に考えなくても良かったのでしょう。[6]

具は、このように結婚について述べているが、男女を問わず、療養所内において入所者同士で結婚するか、「軽快退所」(「らい予防法」下にあったが、菌陰性者に対し退所処置をとる園もあった。しかしあくまでも正式な退所ではなく、園にその権限はゆだねられていた)として社会復帰をするのかという選択で誰もが迷いを持っていた。具もまた適齢期を迎え、社会復帰をするか迷ったが、後遺症が残っていたために結局、園内での結婚を選んだのだった。

園内での結婚はさまざまな制約を帯びるものであった。雑居生活の時代の結婚は夜だけ男性

---

[5] 前掲、「一人の女」、六五頁。
[6] 前掲、「一人の女」、六五~六六頁。

が女性の舎に通う「通い婚」という形でしか認められていなかったため、夫婦のプライバシーは保たれなかった。また、男性はワゼクトミー（断種手術）を受けなければ、結婚が認められないという療養所が多かった。この手術は、人間らしい当然の生活が療養所では不可能であったことを示す最たるものである。

子どもが欲しい気持ちは男女とも持っていたとしても、それが認められず、また園外に自分の子どもを育ててくれる人もいない患者は諦めざるを得なかった。結婚も開園当初は認められていなかったが、長期療養を余儀なくされ、荒みがちな患者の気持ちを慰めるためには、結婚によって入園者を落ち着かせる方が、より効果的であるとの判断から認められたのであった[7]。

人間らしい当たり前の生活が不可能であったことに加え、朝鮮人は風俗・習慣などの違いから、より周囲に気兼ねをした生活を送らなければならなかった。

邑久光明園入所者の崔五福は、休みの時などに集まって故国の話に花を咲かせて互いに慰め合っていた朝鮮人患者たちの姿を回想している。その時に、ある女の人から乳飲み児を連れて入園した時の話を聞いたり、またある人から、年老いた母と二人で平和な生活をしていたが、病気のために警察から強制収用され、後に残された年老いた母は、息子の発病のためすべての希望もなくして、神経衰弱になってしまった話を聞いたりした[8]。

このように同じ境遇の者同士、「お互いの不幸を慰め合うために、いきおい同胞達が集まり合うようになりました」[9]というのは当然の流れであったのだろう。

しかし、日本人との共同生活では、心を慰めるための同胞同士の集いも周囲の日本人へ気兼ねをしなければならないものでもあったのである。前述した具南順は、次のように療養所での生活を語っている。

私の入っている部屋は五人定員でしたが、日本人療友が四人と私の五人でしたので、新しい患者である私を慰めるために同胞の誰かが何時も来てくれましたが、言葉とか風俗や習慣の違いから、あまりしげしげと同じ部屋へ集まることは苦情が出るということを聞かされました。そういわれてみると、うなずける幾つかの問題がありました。私達の韓国人は総体に声も大きいのと、その育って来た環境や性格から、非常な誤解を招くことがあり勝ちですし、この療養所の制度では不自由になって不自由寮へ移るか、または結婚して夫

［7］星塚敬愛園入園者自治会『名もなき星たちよ――星塚敬愛園五十年史』、一九八五年、四一頁。
［8］前掲、「貳圓拾銭」、二四頁。
［9］前掲、「一人の女」、六四頁。

婦寮へ下るか、一時帰省をして籍でも切らないかぎり一生をその部屋で暮らさなければならないのですから、あまりのわがままは許されませんし、それぞれがひかえ目な生活をしています。[10]

療養所での共同生活は、朝鮮人であることにより、日本人への気兼ねもしなければならない点から、日本人以上に苦労を伴うものであった。「朝鮮人」らしさである言葉や風俗、習慣を前面に出すことは特に控えなければならなかった。

患者作業や雑居生活など、共同作業が求められる療養所生活では、そこで暮らすためには人間関係を円滑にすることが必至であった。共同生活で何か問題が起こると、その後の生活に支障を来すため、「あまりのわがままは許されませんし、それぞれがひかえ目な生活」を送らざるを得なかったのである。

(三) 識字と在日朝鮮人

「良好な人間関係を築くこと」。これが、実際に療養所生活を送るために必要とされた。崔南龍が『孤島』を編集する過程での苦労を振り返っているが、ここであらためて紹介する。

それが、なかなか書けない。日本人のように学問がない。自分たちで書けないから聞き書きをしようとするのだけど、自分の本籍さえ言えない人もいる。何歳でどこに上陸したかもはっきり言えない。日本語がうまくしゃべれない人、読めない人が多くいました。自分が住んでいたのが、神戸か大阪か尼崎かさえわからない。「川が流れとったなあ」「大きな家があったなあ」。そんなあいまいな話をまず箇条書きし、それをなんとかまとめて訴えの内容にしてまとめました。[11]

崔が述べるように、朝鮮人患者の中には「日本語がうまくしゃべれない人、読めない人」が多くいたという。そのことは、植民地下にあったために教育の機会が満足に得られなかった人たちの存在の多さを示してもいる。

朝鮮人入所者の識字率の低さについて、邑久光明園入所者の高登も次のように指摘している。

[10] 前掲、「一人の女」、六四〜六五頁。
[11] 崔南龍「復刻にあたって」『孤島』解放出版社、二〇〇七年、二六〇頁。

当園に在住する一二三名の同胞達の教育程度は、中等以上の教育をうけた同胞は二、三人に過ぎない。男性八一名、女性三七名、子供四名で大半の同胞は学歴のない人々である。朝鮮人でありながら朝鮮語及び朝鮮文字さえ判読出来ない同胞も沢山いる。[12]

さらに邑久光明園だけではなく、全国の療養所における朝鮮人入所者の七〇%は「文盲《(ママ)》の人々」[13]であると指摘する。

なぜ朝鮮人入所者の識字率がこれほど低かったのだろうか。

植民地朝鮮の女子教育研究を行う金富子は、朝鮮人女性の識字率の低さについて言及している。普通学校不入学を意味する「完全不就学」に置かれた朝鮮人女性たちは、一九四二年時点で九一・二%であったものが、一九四二年には六六・〇%にまで低下しているが、一方、同年に男子は三四・〇%にまで低下していることをあげ、朝鮮人女性たちは植民地支配末期に至っても普通学校「就学」から排除されていたことを指摘している[14]。

ハンセン病を患った朝鮮人女性も例外ではなかった。再び『孤島』を見ると、日本語習得について許順子の次のような証言がある。

許が入所した時には、言葉が分からないばかりか、女性ばかりの共同生活に慣れないためにずいぶん困ったという。そして当時、どの部屋にも「古い偉い人」がいて、国籍が日本ではないために二重、三重の苦しみをしたとある[15]。

許は後にその当時の思いを振り返って、「日本人の中で暮らすために一度は通らねばならない道」であったと語っている。その言葉は、意思伝達がうまくできないために、相手の感情を害したり、そのことで恥ずかしい思いをしながらも、苦しみの中で日本語を覚え、日本人の心に触れることで、ようやく療養所内での人間関係を良好にすることができた自らの体験に裏打ちされた言葉であったろう。

さらに許は、朝鮮人患者の日本語について次のように述べている。

男の方もそうですが、ここでの生活ぶりは、日本で生まれたか幼時に日本に来た人と、中年以後に日本に来た人の二つに分けて見ることが出来ます。前者の人は日本の教育を受け、日本語の中に韓国語のなまりが全然と云ってもよいほどにありません。後者の人は女の場合、特に学校教育を終了して来た人は少ないようでございます。また言葉のなまりが

[12] 高登「H氏病療養所に於ける朝鮮人の現状と希望」『楓』第二十一巻九号、邑久光明園、一九五八年九月、三頁。
[13] 同右。
[14] 金富子『植民地期朝鮮の教育とジェンダー――就学・不就学をめぐる権力関係』世織書房、二〇〇五年、二五二頁。
[15] 許順子「永い時間の中で」『孤島』第二集、四六頁。

どうしてもとれません。そうして日常生活の中で韓国の風習を守ろうと致しているようでございます。私も学校へは二年ほどしか行っていない、中年渡日組？　でございます。[16]

朝鮮人患者の中にも日本に来た時の年齢によって、日本語能力に差があった。療養所においても中年以後に来た女性の場合は学校教育を終了して来た人が少ないとの証言から、金富子が指摘するように朝鮮人女性の就学率は低く、識字率もそれに伴い低かったことがわかる。性、民族、階級差に加え、ハンセン病患者であることは、教育機会を得ることをさらに難しくさせた。

それでは、識字能力の有無は、療養所生活を送る中で具体的にどのような弊害があったのだろうか。患者作業により療養所運営がなされていたことは前述したが、「教育を受け日本語が上手に喋れる人は、園内の女の作業の中でも、文字を読んだり書いたりするものに就きますが、そうでないものは体力や手先を使う作業に就いております」[17]と証言されるように、識字能力の有無は、作業内容をも決定させたのである。

日常生活においても、日本語能力は求められた。許順子は「日本人の中に溶け込んでいっている人と、どうしても溶け込めない人たちがある」とし、「女の私としましては、争うことはなにより嫌なことですので、仲良くして垣根をなくし、病んだ人間同士として手を取り合って行きたいと心がけております」と、自分自身は円満な療養所生活を送りたいことを願っている。

そしてそのためには相手の心がわかり、自分の考えを伝える言葉が重要であると述べているが、許の日本語理解力は「日常起居の大半の日本語は理解出来るようになりましたが、でも微妙なところにまでは分かりません。そして、それに対しての言葉が、思っている何分の一も出て参りません」という状態であった[18]。

当時の療養所の運営が患者作業という労働力に頼られているかぎり、療養所内で円満な人間関係を築くためには日本人同様に流暢な日本語を話せるということは絶対条件であった。しかしそれは朝鮮語を母語とする在日一世の朝鮮人にとっては、高い壁であったのである[19]。

非識字者であることは、一般社会に残る家族に、手紙さえも書くことができないことを意味した。そうした同胞のために邑久光明園の朝鮮人組織である互助会では、日本文、朝鮮文両語が判読出来る同胞入所者を会員の中から選び、代書人を置いて文通の手助けをしていた[20]。

[16] 前掲、「永い時間の中で」、四四頁。傍点原文ママ。
[17] 前掲、「永い時間の中で」、四四頁。
[18] 同右。
[19] 金貴粉「在日朝鮮人女性とハンセン病――邑久光明園を中心に」『地に舟をこげ』第5号、在日女性文芸協会発行・社会評論社発売、二〇一〇年、一三八頁。
[20] 前掲、「H氏病療養所に於ける朝鮮人の現状と希望」、三頁。

また、邑久光明園の患者史を綴った『風と海のなか』（邑久光明園入園者自治会、一九八九年）を見ると、一九六六年に朝鮮人への日本語、朝鮮語教育が行われたとある。

前述の高登は、園内で行われた日本語、朝鮮語講習会について次のように記す。

言語の不充分さからくる日本人療友との意志の通じ難いことによる摩擦をなくし友愛、親善と文盲《ママ》退治の目的で、日本語講習会を開講している。多数の、日本語が判読出来ない同胞が、この講習会の中で日常語及び小学校程度の教育を終えた。女性も、現在までに数人修業しており、今も一〇名に近い女性達が熱心に講習会に参加している。[21]

このように一九五八年、邑久光明園では女性たちを中心に日本語の学習を熱心に行なっていることがわかる。なぜなら前述したように、当時の療養所ではその運営を入所者の労働力に頼っており、療養所内で円満な人間関係を築く上で日本人同様に流暢な日本語を話せるということは絶対条件であったからである。そこには「字を知らないと馬鹿にされるという日常生活の切実感と、字を習いたいという願望」を強く持っていた多くの朝鮮人女性がいたのである。

先に紹介した許順子は、入所した当時の言葉がわからない中での日本人との共同生活における苦労を次のように述べている。

入園した時分私は言葉が分からず、また女ばかりの共同生活に慣れないために随分困りました。また当時はどの部屋でも古い偉い人がいて、国籍の違う私は二重、三重の苦しみをいたしました。でも今から思えば、言葉も習慣も違っている者が、日本人の中で暮らすために一度は通らねばならない道だったようです。この苦しみの中で私は言葉を覚え、日本人の心に触れ、そして私の考えを云うことが少しずつ出来て参りました。とんちんかんな返事をしたり、相手の感情を悪くするような言葉を使ったりして、……情けない思いをいたしました。……そうした時に覚えたことは二度と間違えることはありませんでした。[22]

朝鮮語学習については、一九六二年十一月三日発行の『在日朝鮮人ハンゼン氏病患者同盟支部報』（以下、『同盟支部報』）第五一号に、「祖国の国語《（ママ）》歴史《（ママ）》種々なる書籍が九月書房から各支部へ送られて来ていると思います。우리는（私たちは）祖国の言葉《（ママ）》歴史の講習会をやりませ《（ママ）》よう」とある。祖国を離れて長いために、あるいは日本で生まれ育ったために、母国語を知ら

〔21〕前掲、「H氏病療養所に於ける朝鮮人の現状と希望」、三頁。
〔22〕前掲、「永い時間の中で」、四六頁。傍点原文ママ。

ない者が入所者に多かったと推測される。母国語の習得欲求は、単に母国への郷愁ということだけではなく、多くの日本人入所者の中で自らが異質な存在であることを突きつけられる時、自らのアイデンティティーを母国語の習得を通して求めようとしたからであったのではないだろうか。

2 それぞれの個人史

一——具奉守（久保田一朗）

現在、長島愛生園には、「一朗道」と呼ばれる道があり、その道を登りはじめてすぐの場所には「一朗道」と刻まれた石碑が道行く人びとを見守っている。園の東部に通じる傾斜約一〇度、距離にして一五〇メートルほどのこの道は、電動の作業道具がなかった時代にスコップ等で切り通され完成したものであった。この道について長島愛生園入所者であった金泰九は、切り取られた尾根の高い方面を眺め、「工事の壮大さに感嘆すると同時に作業に従事した患者たちの心意気と労苦が偲ばれてならない」[1]と、従事者たちの偉業に敬意を表すとともに、それに伴った想像し難いほどの大きな犠牲に思いをめぐらす。

この工事の中心にいたのは、土木部主任として数十人の部員と共に所内の道路や宅地開拓に貢献した具奉守という人物であり、日本名を久保田一朗といった。石碑は、一九三八年一〇月に完成した切通し工事に貢献した彼を称え、「一朗道」と命名されたことを伝える。

全国のハンセン病療養所において施設関係者の名前が刻まれた記念碑や公園はあっても、入所者の名前が冠されたものは他にない。しかも、日本人ではなく（植民地期では「日本人」とされたが)、朝鮮人入所者を讃えたものである。そのことについて前述の金泰九は、「一朗道石碑の「一朗」氏は私と同国の朝鮮出身の入園者であると知ったときは内心密かに誇らしく思った」[2]と述べている。

それではなぜ、「一朗道」は「具奉守(クボンス)道」ではなかったのだろうか。当時長島愛生園園長であった光田健輔は、「日本人」である「久保田一朗」の善行を讃えてはいるが、金泰九が指摘するようにそこには「朝鮮人具奉守」はいない[3]。

植民地期、日本は朝鮮固有の文化や言語、名前までも奪う「同化政策」を行なった。日本で働くためには日本名を使うしかないと考えた具奉守は日本名を「久保田一朗」にした。具は、長島愛生園において「久保田一朗」として生きたのである。

具が日本名を「久保田」とした理由について金泰九は、本名である「クボンス」(具奉守)の字音を借用して「クボ田」としたのではないかと推測する。具にとって「姓」は、「尊厳なるもの」という意識が人一倍高かったのではないかと金が指摘するように、音であっても本名を守

---

[1] 金泰九「「一朗道」に久保田一朗氏を想う」『愛生』第四〇巻八号、長島愛生園、一九八六年九月、一〇頁。
[2] 同右。
[3] 前掲、「「一朗道」に久保田一朗氏を想う」、一三頁。

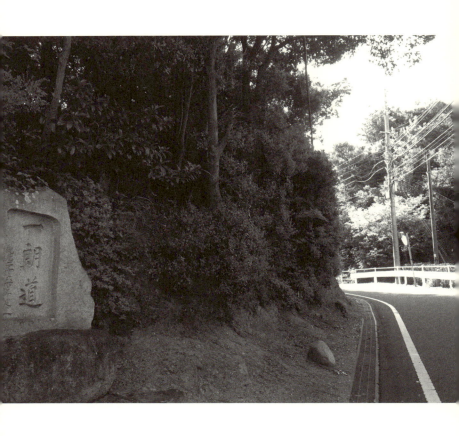

一朗道

（2016年／筆者撮影）

りたいという意思が強く働いていたのではないだろうか。

はたして具奉守とは、どのような人物だったのだろうか。

一九三八年十二月に刊行された『愛生』に、当時長島愛生園園長であった光田健輔は「長濤生」という筆名で「土工部主任久保田一郎《ママ》の死を悼む」という文章を寄せている。これによると久保田一朗こと具奉守は、一八九〇（明治二三）年生まれで一九三一年七月十一日に長島愛生園に入所したという。朝鮮で発病したが、病気が軽症であったため日本本土に渡り働いていたところ、病気が重くなり大島青松園（香川県）に入所した。大島では「何かのことで剃刀を以て職員を脅迫したことが因で本園設立前に大島を出されたそうである」[4]と光田は述べるが、その点について金泰九は「きっと、わけもなく威張りちらす職員がいたのであろう」[5]と具がそのような行動に出た背景を想像し、「然もありなん」としている。その理由は述べていないが、ハンセン病患者であるだけではなく、「日本人」とされていたとはいえ、朝鮮人であるがゆえに職員から蔑視感をもって扱われたことは想像に難くない。

［4］　長濤生「土工部主任久保田一郎の死を悼む」『愛生』第八巻十二号、一九八三年十二月、頁数なし。
［5］　前掲、「「一朗道」に久保田一朗氏を想う」、一四頁。

金泰九とともに光田健輔もまた、具を高く評価する。具が愛生園入所後は骨身を惜しまず労働に従事したことに対し、「本園に於ける土木工事の大恩人」と絶賛しているのである。
金泰九は、具奉守がどのような人物であったかを探るため、生前の具と関わりがあると思われる入所者の中から数人を訪ねて話を聞いており、その声は同じく一九八六年九月に発行された『愛生』第四〇巻八号に紹介されている。その中に一九三二年に入所した在日同胞のK婦人の談として次のようなものがある。

久保田さんとは親子のような間柄でした。本当によく働く方でしたよ。朝早く一人現場へ行って部員が出勤するまでに、ひと仕事しておくんです。鶴嘴で山を崩しておくわけです。夕方も明日の段どりをしていて暗くなって部屋に帰ることも度々でした。同胞の手紙の代筆もしてやったり他人の面倒もよく見る方でした。私は大変誇りに思っておりました。[6]

この証言に見られるように、具は土工部主任という立場でありながら、指示をするだけではなく、率先して多くの仕事をこなしていたことがわかる。そのことについては光田も「常に六十人の荒呉れ男等の上に立って指揮した。指揮すると云うよりも自ら真先に立って働いて居た」[7]と述べており、多くの入所者の中でも園長が注目せざるを得ないほど、熱心な働きをしていたことがわかる。

また「同胞の手紙の代筆」もする等、他人の面倒もよく見る優しさの備わった人物であったこともK婦人の談から伝わる。その点についても光田は「工事中の彼は非常に厳格であったが又一面非常な温情家でもあった」、「工事関係者は云うまでもなく、入園して来る半島人《（ママ）》の一人一人に対しては親身も及ばぬ面倒を見ることを怠らなかった」[8]と述べ、具の人柄についても高く評価している。祖国が植民地化され、朝鮮人は「日本人」とされたが、当然、日本は異国の地であった。不安を抱えて入所した朝鮮人の多くが具によって助けられたに違いない。

「今とちがってあの当時は荒っぽい患者も仰山いて、いろいろと「もめごと」も多くありました。でも久保田さんの前ではみんなおとなしくしていました。口かずの少ない方でしたが威厳がありました。その後あんな立派な同胞は現れませんですね」[9]と語るのは、金泰九が具について聞いた朝鮮人入所者であるS老人であった。金泰九はそんなS老人について「具に対し敬

［6］前掲、「「一朗道」に久保田一朗氏を想う」、十二頁。
［7］前掲、「土工部主任久保田一郎の死を悼む」、頁数なし。
［8］同右。
［9］前掲、「「一朗道」に久保田一朗氏を想う」、十二頁。

慕してやまない様子であった」と記している。その他にも金泰九は具の人物評を聞いているが、皆一様に「立派な人」であったと語っていたという。

具の優しさは山の切通し工事を行い、道をつくろうとした理由にも表れている。当時、「望が丘」という名のたくさんの子どもたちが暮らす居住区があったが、配食所までが遠く、毎日の三食の食事を運ぶために子どもたちは山を越えて行かなければならなかった。その姿を見た具が、土工部員を率いてこの切通し工事に挑んだという[10]。

それでは、具奉守はいつ、なぜ日本に渡ることになったのだろうか。金泰九はその点について確かなことはわからないとしながらも、渡日理由は、植民地支配による「家の没落」か、ハンセン病の発病のいずれかではないかと推測する。その理由は、具が識字者であったことから、当時、朝鮮の学問所であった書堂（寺子屋）に通っていたことをあげ、中農以上の暮らしをしていたことが予想されるからだとしている[11]。

日本が朝鮮を植民地化したのは、一九一〇年のことであり、そのとき具は二〇歳であった。地方の農民たちが没落の憂き目にあう中で、朝鮮から日本へ活路を求め渡日した者は多かった。具もその中の一人として日本に渡ったのではないだろうか。当時、朝鮮人に与えられたわずかな仕事は炭鉱などの危険な労働が多かった。具もまたそれらの労働に従事する中で徐々に病に侵されていったのだろう。

重労働は、療養所入所後にも続いた。具の偉業を讃える中で光田健輔に「過去十年に亘り彼れの関与せぬ道路地均《じならし》は殆どないと云ふてもよい」[12]と言わしめるほど、具は園内のあらゆる道路整備工事に携わっていたのである。長島の地は花崗岩でできているため、道の切通し工事には岩石の爆破が必要な重労働であった。そうした過酷な労働に身を挺したこともあり、具の症状は重症となっていった。症状について光田は次のように記す。

彼は過労の結果過去二年間に病気が次第に重くなり神経痛が劇《はげ》しく毎日医局へ来ない日はない位であった。最近は一日五六回にも及ぶことがあった。痛が劇しい時は泣いてぢれることもあった。併し彼は三年間に亘って、地均工事のひまひまに切通工事を監督して来た。海岸切通しの成功するまでは、熱が少々あっても、関節が痛んでも、我慢に我慢を重ねて出勤を怠らなかった。[13]

〔10〕「一朗道の碑」『愛生』第四二巻三号、一九八八年三月。
〔11〕前掲、「「一朗道」に久保田一朗氏を想う」、一三頁。
〔12〕前掲、「土工部主任久保田一郎の死を悼む」、頁数なし。ルビ引用者。
〔13〕同右。ルビ引用者。

このように具の肉体は限界を超えるほどに、蝕まれていたのである。ハンセン病の重い症状に知覚麻痺がある。具も麻痺のある手足を酷使し、過酷な労働に身を挺していたに違いない。医局で具を迎えたであろう光田は詳細に具の症状を観察しながらも、具を労務につかせた。具は何ものにも勝る責任感や使命感の強さを持ち合わせていたのだろうが、医師として光田は具を止めるべきではなかったかと思うのである。

長島愛生園の歴史を伝える『隔絶の里程』（長島愛生園入園者自治会）には、道路が開通した後、具が「過労の結果病勢をつのらせ、気管切開を受けたが、昭和一三年十一月二日、一朗道の前の海に入水して自殺した」とある。具は道の完成を目に焼きつけ、昭和一三年十一月二日、道が完成した一〇月二〇日から数えてわずか一〇日あまりで自らの命を絶ったのであった。

金泰九は具奉守について、次のように述べる。

古き時代よりの両国関係史の中でもっとも不幸な時代に生きた「クボンス」氏ではあったが、彼は、ついに国家や民族を超越して病む同胞の楽園造りにこそ生甲斐を見つけ自らを完全燃焼させた誇らしき吾が同郷の人であった。[14]

具奉守はその死をもって「日本人」とされた朝鮮人として、自らを歴史に刻み込みこもうとしたのではないか。
彼は今も長島の地で「一朗道」にその生を刻んでいる。

[14] 前掲、「「一朗道」に久保田一朗氏を想う」、一三頁。

二――金相権（佐川修）

金相権（佐川修）は長年ハンセン病回復者・患者運動に携わってきた。多磨全生園入所者自治会の役員を経て会長としても活躍した。また、一九九三年六月二五日に開館した「高松宮記念ハンセン病資料館」では設立から開館に至るまで継続して館務を支えてきた。二〇一八年の一月に亡くなるまでは、一九九三年からハンセン病資料館運営委員・語り部として活動してきた。

金さんは療養所内だけでなく、外部で講演する時も「佐川修」という名前で活動していたが、在日の来館者や団体、韓国からお客さんが来ると決まって「金相権《キムサングォン》です」と、本名で自己紹介をされた。私が金さんに初めてお会いしたのは、二〇〇二年に大学の授業でハンセン病資料館を見学した時であった。「佐川修です」と自己紹介する金さんがまさか在日朝鮮人入所者とは思わず、担当の先生から聞いて初めて知ったのである。私自身、在日三世であるが、金さんの話を聞き、これほど多くの在日朝鮮人入所者が全国の療養所で暮らしていることに驚いた。

その後、資料館で働くことになった私は相変わらず他の職員同様に、金さんのことを「佐川さん」と呼んでいた。そんな金さんは一度、「高松宮記念ハンセン病資料館」時代（二〇〇五年

金相権（2010年／筆者撮影）

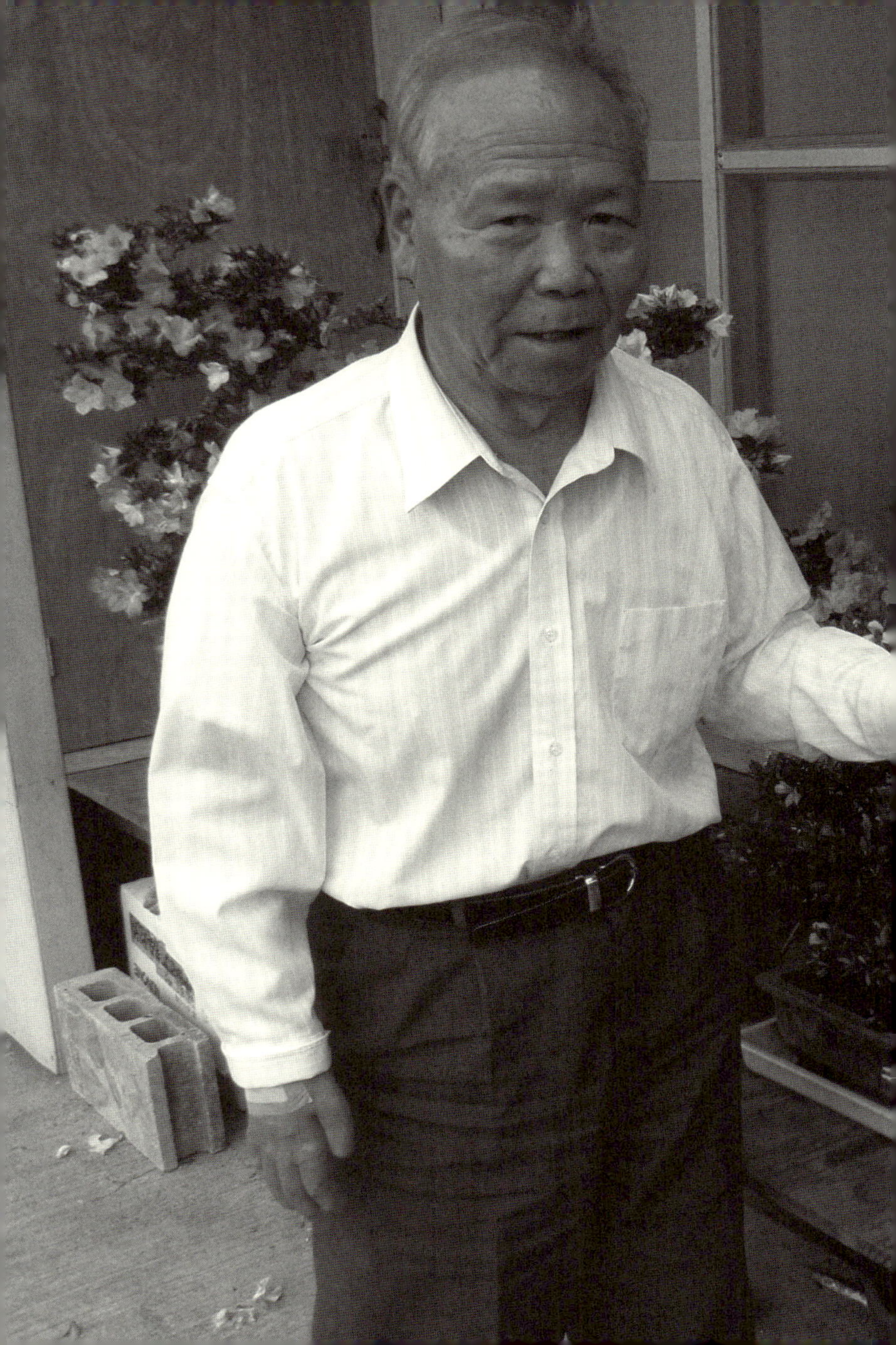

に展示・建築リニューアル工事のために一時休館し、二〇〇七年に「国立ハンセン病資料館」として再開館され、現在に至る）の展示室を案内してくれたことがあった。陶芸作品が展示されているコーナーにさしかかった時のことである。金さんは表情を変えることなく、それでいてどこか誇らしそうに、「ここに展示されている邑久光明園の陶芸作品は朝鮮の人が多いんだ」と口を開いた。「この人もこの人も朝鮮の人」と、日本名で書かれているキャプションと作品を指さしながら私に教えてくれた（四二頁の作品参照）。

全国の療養所の中でも特に関西出身者が多い邑久光明園は、朝鮮人入所者が多い園としても知られていた。しかし、日本名で書かれているキャプションからだけでは朝鮮人入所者の姿を想起させることは難しかった。どの作品も陶芸作品として完成され、味わい深いものであったが、それまでの私の見方は作品それ自体が持つ造形的な表現以上のものを観るものではなかったと思う。

そもそも陶芸は他の文化活動による作品制作とは違い、患者の指先の機能回復訓練の一環として多くの療養所で始められた。邑久光明園が位置する岡山県瀬戸内市邑久町はもともと備前焼の有名な地で、邑久光明園に隣接する長島愛生園でも入所者による備前焼が盛んであった。

ふだん口数の少ない金さんが展示室であえて邑久光明園の陶芸作品について私に伝えてくれたことの意味を、私は以後、何かにつけ思い起こすことになった。

その後、邑久光明園で陶芸作品を制作している在日朝鮮人入所者の皆さんに会う機会ができ、直接お話を伺うにつれ、彼女たちは作品を制作するという行為を通して自分自身を見つめ、作品に自分自身を投影させているのではないかと感じるようになった。「作品を通して人と繋がっている」と言われた方も一人や二人ではなかった。作品は朝鮮人、日本人ということに関係づけられるものではなく、作品こそ「人である」ということを意識させられる経験であった。

■入所まで

金相権は一九二八年に朝鮮で生まれた。幼い頃に母に連れられて日本に渡ってきたため、朝鮮での記憶はないという。当時東京の鉄工所で働いていた父が家族を呼び寄せた。その後、弟、妹が生まれ、金が小学校入学後に引越した亀戸では三軒長屋の二間に親子七人の生活となった。当時の生活は決して裕福なものではなかったが、貧しいながらも明るい家庭であったという。

金の両親は字が書けなかった。祖国が日本の植民地下に置かれ、貧しさゆえ教育を受ける機会を得られなかった朝鮮人は少なくなかった。金の両親もそうした当時の状況と無関係ではない。朝鮮が植民地から解放される前年であってもその識字率は半分にも満たなかったことが、当時の朝鮮人の識字率の低さを示している。

金は、小学校を卒業し、軍人養成学校である成城中学への進学を望んだ。同世代の少年らと何ら変わることなく金もまた朝鮮人でありながら、「大日本帝国のために尽くす」という軍国少年として成長したのである。しかし、結局、工業学校に進学することとなった。学校での授業は戦時中のためほとんどなく、勤労奉仕や教練の日々であった。そしてその後、金は東京大空襲に遭うのである。

一九四五年三月九日の大空襲から避難の最中、末の六歳の妹とはぐれてしまった。金は死体の山を必死で探しても結局妹を見つけることはできなかった。そして、その時に火にあおられたことにより、右手を大きくやけどし、顔の下半分には真っ赤な斑紋が出ていた。斑紋はその後も消えず、父親と共に行った千葉大学病院で「らい」の宣告を受けたのである。

その時のことを金は次のように回想している。

その時一七歳になる私は、らい病がどういう病気かということも全然知らず、ピンときませんでしたが、しかし重大な病気だということはおぼろげに感じていました。[1]

一七歳で「らい」を「宣告」された金はピンとこなかったというが、家族の反応は金にその重大さを感じさせたのだろう。病院で書いてもらった住所をたよりに多磨全生園を訪れた金は栗生楽泉園への入園を勧められた。そのことを聞いた金の母親は彼に、「いっそ空襲で死んでくれたらよかった。とてもこの病気はなおらない。世間の人に嫌われて生きてゆけないのだから、死んだ方がよい。お母さんといっしょに死のう」と言ったのである。

金はその言葉に大きなショックを受けた。そして「自分が生きているのがそれほど迷惑になるのなら、死んでしまおう」と一度は真剣に死ぬことを考えたという[2]。

ハンセン病の「宣告」とは、死を考えなかった人はいないというほど、大きな衝撃をもたらすものであった。それは社会との絆をすべて断ち切るという「社会的な死」の宣告でもあったからであろう。金はその後、「どうして病気になっただけで死ななければならないのか納得がゆかない」と思い直し、栗生楽泉園へ入園するため、群馬県に向かったのである。

長野原草津口から療養所へと続く雪道は金にとって想像以上に苛酷なものだった。何度も谷底を見ては「飛び込もうか」と思いながら進んだという。ようやく草津の町に到着した時には夜の七時を過ぎていた。空腹を抱えながらさらに療養所までの四キロの道のりを進み続け、よ

［1］ 飯倉峰次（金相権のペンネーム）「いばら」、堀田善衛・永丘智郎編著『深い淵から』新評論社、一九五六年、二〇〇頁。
［2］ 前掲、「いばら」、二〇一頁。

うやく栗生楽泉園の門をくぐった時にはすでに夜の八時半を過ぎていた。今と違い、街灯もほとんどない真っ暗な中で寒さと空腹に耐えながらたどりついた先でさらに待ち受けていたものは、その食事の貧しさであった。米粒が一つも入っていない大根などが混じった麦飯や、塩汁のようなものが唯一のおかずであったと回想している。空腹にもかかわらず、思わず食べるのに躊躇《ちゅうちょ》してしまうような内容であったという。

■園内の仕事

入所後、金も他の入所者同様、患者作業と呼ばれる労働をしなければならなかった。障害の重い入所者の看護・介護もまた入所者の仕事であり、金もそれらの仕事を行わなければならなかったのである。入所者の仕事は日用品の配給や電球の交換など、本来であれば施設側が行わなければならないものもあった。その中には火葬の仕事もあった。入所者が病棟で亡くなる時だけではなく、自殺者も多かったため、火葬の仕事も頻繁に行わなければならなかったのである。はたして同じ入所者を自ら火葬しなければならない思いとはいかほどであっただろうか。

さらに金は、当時栗生楽泉園にあった通称「重監房」と呼ばれる刑務所よりもひどい牢屋に収監された人びとへの食事運びも行なっていた。無断外出、浮浪など罪にもならないような罪名をつけられ、冬は氷点下一六度にもなる場所に命を省みられずに収監された人びとの姿を金ははっきり記憶している。収監された九三名の内、結局二三名が命を落とした。

それではなぜ、これほど過酷な療養所の中を金は生き抜いてこられたのだろうか。

療養所生活は決して「療養」のためのものではなかったが、金は「苦しいときでも、生きがいと呼べる自分たちの楽しみを見つけたことで生きてこられた」と語る。二〇代の金にとってそこは苦しみの中にあったとはいえ、まさに青春時代を生きた場所でもあったのである。

文化部（入所者のおもに慰安行事を担当する部所）に配属された時には「のど自慢」を開催したり、全国の園で初めて食堂を開くことも行なった。金はそれらを「貴重な経験であった」という。青年会の一員として三日三晩の盆踊りも踊った。また、芝居は一〇年続け、役者としてだけではなく演出家としても関わっていたという。さらに全患協（全国ハンセン病患者協議会）の通信員（各療養所〔支部〕間の連絡担当）としても活動する中で徐々に金は仕事にやりがいを見出し、それを生きる術としたのであった。

■全療協運動

金はまた長年にわたり、全療協（全国ハンセン病療養所入所者協議会、一九九六年に全患協から改称）

や入所者自治会の役員として患者運動に携わってきた。一九四五年、栗生楽泉園に入所した二年後にはまだ一〇代という若さで執行委員として活動することになった。全療協運動で忘れられないと語るのが一九五二年から始まった「らい予防法闘争」であった。戦後になり、化学療法が登場することでハンセン病は治癒する病気となった。時代に合った法律改正を求め、患者自らが立ち上がった闘いである。正式な外出が許されなかった時代であり、九州など遠く離れた療養所の代表たちは約三〇時間をかけて東京に集まった。その間、不自由な手を警察官に見つからないようポケットに隠したまま、食事もとらずに上京した者もいたという。

共に闘うため、金も栗生楽泉園代表の一人として上京し、四三日間闘い続けた。その間、国会の裏で十一日間、厚生省でも十一日間の座り込みを行い、法律改正を訴え続けた。療養所にいる入所者も園内でデモ行進やハンガーストライキ、施設側と交渉を行う等、皆一丸となって闘ったのであった。それだけ全員が一丸となって闘った理由を金は、当時の経済力の低さによって追い詰められた状態にあったからだという。戦後になってもなお皆が心を一つにして闘わなければならないほど、療養所を取り巻く状況が不十分なものであったことがわかる。

結局、「らい予防法」は戦後になっても戦前と内容がほとんど変わらないままに成立してしまったのである。しかし、自らが立ち上がり発言するという経験を経た者たちにとっては大きな自信に繋がり、その精神は後の患者運動に引き継がれていくことになる。

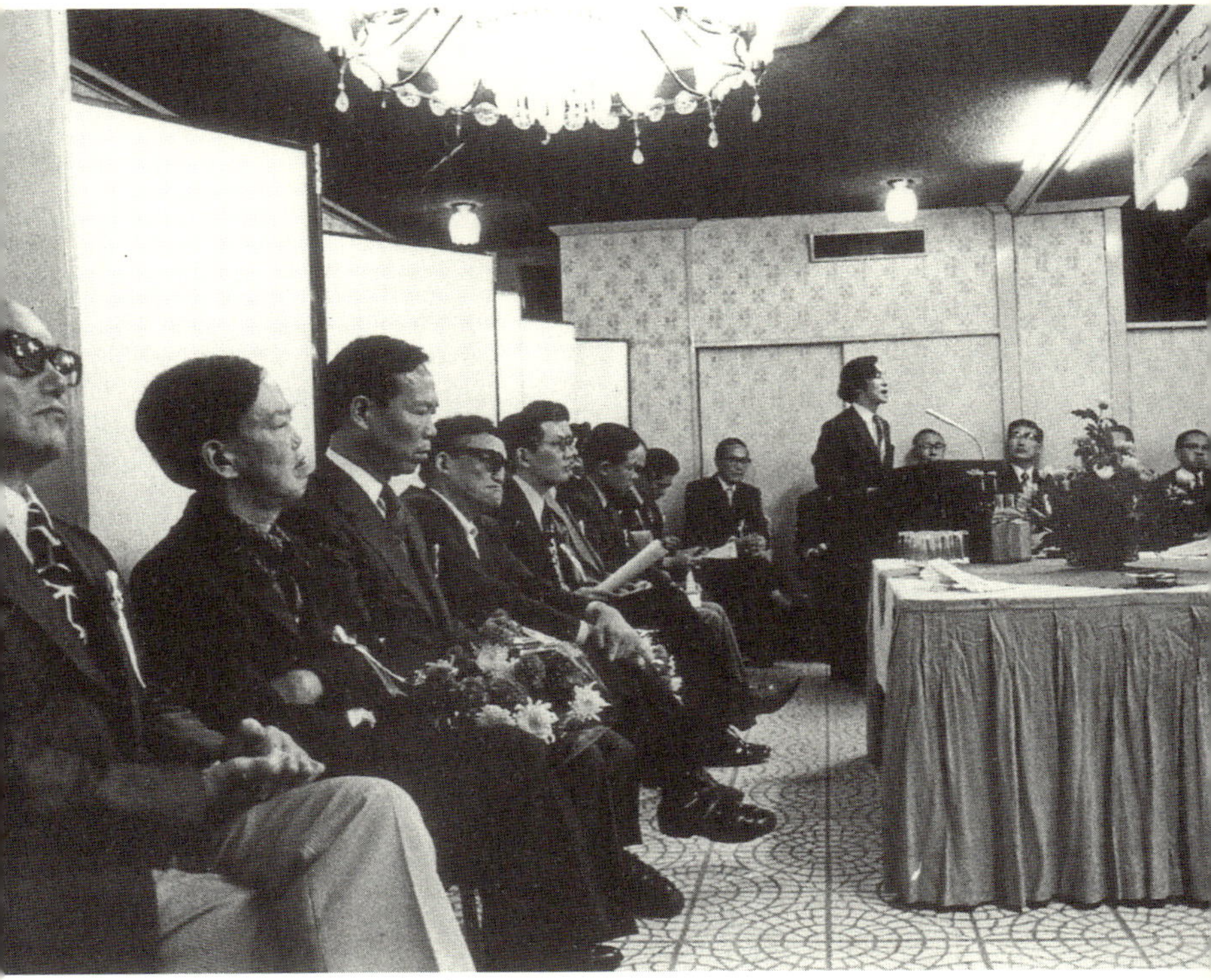

『全患協運動史』出版記念会
■左から三人目が金相権（1977年／趙根在撮影）

■忘れ得ぬ人

その後、金相権は一九五八年、三〇歳の時に山梨県にあった身延深敬園に移った。同じ栗生楽泉園入所者であった幸子さんと結婚したが、私立療養所であった身延深敬園は予算不足もあり、患者作業は重労働も多く、これまで以上に大変な暮らしであった。

六年間の身延での生活を経て、多磨全生園に移ったのは一九六四年のことであった。全患協では渉外部長となり、『全患協ニュース』担当としても六年半務めた。その後、全患協の歴史をまとめた『全患協運動史』の編纂および執筆者として二年間関わり、さらに一九七七年からの二年間は多磨全生園入所者の歴史書である『倶会一処――患者が綴る全生園の七十年』の編纂、執筆にも携わった。そこで金は「文守奉とその同胞たち」という項を執筆している。金は園内の在日朝鮮人入所者の様子や歴史について記しているが、その中でも文守奉(戸倉文吉)についてはその活躍を二頁以上も割き、特筆している。そこでは「園内作業場における朝鮮人患者の働きは大きなものがあったが、なかでも戸倉文吉(文守奉)の活躍は、古い人なら誰でも知っているほど目立つ存在であった」[3]と評すほどであった。文守奉については、先に「療養所の暮らし」で触れたが、ここであらためて紹介しておく。

互助会の初代会長でもある文守奉は一九二一年、二四歳の時に一家が破産したため来日し、長野で働いていたが一九二九年に発病し、全生病院（現・多磨全生園）に入所した。それからの一四年間は農産部（患者作業の中で農作業を担当する部所）の親方として朝五時から午後四時頃まで三〇人の部員と共に誰よりも熱心に働き続けたのであった。一人で種子の購入から畑おこし、収穫に至るまでの年間計画を立て、部員たちに的確な指示を出しながら療養所の食を一手に引き受けていた。重不自由者から空腹の若者に至るまで、入所者のためを思いながら身を粉にして働く文は、自治会からも頼られる存在であったという。農産部の仕事を体調不良で辞した後も、体調が戻ってからは豚舎の飼育を引き受けた。そうした文守奉の行動に対し、金相権は「戸倉は働くために全生園に来たようなものであったが、それは本人の性格もさることながら、農会が園内一二〇〇人の副食を担っているんだという自負心と、同胞患者のリーダーとして人から後ろ指をさされたくないという負けじ魂が彼をして縁の下の力持ち的な行為をなさしめたといえよう」[4]と指摘する。また、『統一日報』（一九九五年五月一八日）に掲載されたインタビューで金は、「一生懸命にやってやっと、みんなに認められた」と、在日同胞は日本人療養者の目を気遣い、率先してきつい作業に携わった当時を回想している。

[3]　金相権「文守奉とその同胞たち」『倶会一処』多磨全生園患者自治会、一光社、一九七九年、一二三頁。
[4]　前掲、「文守奉とその同胞たち」、一二七頁。

金は文守奉の話を半日聞いて、次の日には文章を書き上げたという。それは文に対する尊敬の念によるものだけではなく、「同胞患者のリーダーとして人から後ろ指をさされたくない」と文の思いを評したように、金自身もまた大部分の日本人入所者の中での生活を通じて、同様の思いを抱きながら生きてきたことが理由ではなかっただろうか。

■ハンセン病資料館設立の経緯と活動

ハンセン病資料館設立の経緯は一九六九年にさかのぼる。多磨全生園自治会図書室で、入所者向けにハンセン病関連図書の収集を始めたのがきっかけであった。その後、図書資料だけではなく他の資料も含めて収集することとなった。

金相権はその後つくられたハンセン病資料館検討委員会において事務局長となった。設立のための予算集めはちょうどバブルがはじけた九〇年代前半で、思うようには進まなかった。しかし、街頭での募金活動だけではなく、各園の入所者にも協力を求める中で療養所の入所者が多額の寄付をしてくれることにより、資料館開館が現実化したのであった。

その後のハードルは展示物の収集作業であった。約四ヵ月かけて、当時あった全国一五ヵ所の療養所に直接赴き、一三〇〇点もの資料を収集したのである。

では、資料の集荷はスムーズに進んだのだろうか。収集過程について金は「何かないかって集めにいくと、いまさら寝た子を起こすなというようなことを言われたりもした」と、他園の療養所での資料集荷で困難にぶつかったことを語っている。入所者の多くは子どもを持つことがかなわなかった。自らの歴史をつなぐ子孫を持たない入所者にとっては「自らがこの世からいなくなれば自らが関係するハンセン病問題もそれで終わり」であり、これ以上、身内への被害を広げないようにとの思いから出た言葉ではなかったかと想像される。

それでも金たちは全国の療養所を必死でまわり、大小さまざまな資料の集荷に邁進した。中には一トン以上もある大型釜や大島青松園に設置されていた警察留置所の扉など、輸送が困難だと思われていたものも何とか運び入れた。

当初、資料館はできてから二年くらいはそのままにしておき、その間に展示を制作するなど、徐々に完成させていけばよいのではないかという意見もあった。しかし、金ら入所者はすぐにでも開館すべきであるとして、展示制作に邁進したのであった。そこには金ら入所者による「他人に頼るばかりではなく、できることは自分たちでやろう」という思いの強さがその背景にあったのである。それは患者作業など、療養所運営のための数多くの仕事をなかば強制的にさせられてきたが、一方でそれらの仕事を入所者自らが担ってきたという自負心にも重なるものではなかっただろうか。

展示室をつくる作業もまた、金相権や大竹章、平澤保治、山下道輔など入所者を中心としたものであった。制作のために各地の博物館を見てまわり、見よう見まねで作り上げた。その展示室は金相権本人も、「学芸員が一人もいなくて、よくこんなにやった」と驚くほどの出来映えとなった。

■語り部活動の始まり

ハンセン病資料館の活動において大きな柱となる語り部活動は、金相権と平澤保治が始めたものだ。金は当時、多磨全生園の入所者自治会会長でもあった平澤が資料館開館当初から語り部活動を重視していたことを次のように回想する。

「他の人は何か聞かれたら答えればいいと言っていたけど、平澤さんは、やっぱり自分たちでちゃんと説明するという役目をしないとだめだと言っていた。平澤さんは当初から語り部活動を念頭においていた」（金相権（佐川修）さんからの聞き取り（二〇一〇年七月二日））。

そうした平澤の発言を受け、応えたのは金だけであった。「一人じゃ続けられないから、半分自分がやるようになった」と言う金は、この語り部活動も開館以来、継続してきたことに自ら驚きを示す。高松宮記念ハンセン病資料館時代（一九九三年～二〇〇六年）の一三年間は団体の来館者への講話だけではなく、展示室の案内も行なっていた。それではなぜ金は、入所者自治会活動と二足のワラジを履きながらの大変な仕事を自らに課したのだろうか。

自分たちの歴史を残す手段として資料館をつくることを選んだ理由を金は次のように語る。

博物館をつくるというのは、やっぱり一番わかりやすいということと、多くの人に見てもらえるのではないかと思った。資料を見てもらって、そこにいる人たちと語りあったりする中で理解してもらえるし、そこが交流の場になるのではないかと思った。[5]

このように金は、資料館という場をハンセン病回復者への理解とともに、交流の場として活用したいという思いを持っていたことがわかる。そして続けて、「やっぱり飾っているだけで、勝手に見なさいということではなかなか理解してもらえない。そこでみんなで話し合ったり、質問を受けたりすることも必要だ」と語る。この言葉は、金自身が長年にわたり「理解されない」経験を持った者であるゆえに説得力をもって私たちに届いてくる。伝えようとする努力、伝えたい思いが強いからこそ、博物館というハコモノに命を吹き込み、最大限に活用しようと

[5] 金相権（佐川修）さんからの聞き取り（二〇一〇年七月二日）。

したのではないだろうか。

■同盟の事務局長として在日朝鮮人入所者の運動を牽引

金相権の半生は療養所の入所者運動のために心血を注いだものといっても過言ではない。それとともに長年にわたり「在日韓国・朝鮮人ハンセン病患者同盟」（通称、「同盟」）の役員として年金による格差是正運動等、多くの問題解決のために尽力してきた。「療養所では朝鮮人であることをほとんど意識せずに日常生活をおくることができた」と語る金であったが、年金問題によって格差が顕著に現れていくことには黙っていることは到底できなかった。そのことを「仕方がない」とする日本人入所者に対し、強くは口に出さなくても何かの時には思い出してもらうように発言を行なってきたという[6]。

全国の在日朝鮮人入所者と共に厚生省や総連、民団、国会議員等への訴えは継続して行われ、最終的に「自用費」（生活費に値するもの）獲得による経済格差の是正がはかられたことは既に見てきたとおりである。全療協運動が一般社会と異なり、さまざまな属性の入所者の意見を取り込みながら展開できたのも、「同盟」の一員として在日朝鮮人入所者にとっても暮らしよい療養所をめざそうとした金のような存在がいたからに違いない。

それでは、療養所における在日朝鮮人入所者にとっての楽しみの場はあったのだろうか。金は多磨全生園に暮らす在日朝鮮人で結成された互助会が最も華やかな時は花見総会の時であったと、次のように記している。


　この日は草餅などのごちそうつくりを終わった婦人たちは、チョゴリ、チマなどの民族衣装に身をつつみ、全員が一堂に集まった。労務外出や作業をしている軽症者からの寄付が一つひとつ紹介されると、不自由者たちは指の曲がった手で拍手を送った。

　アリラン、トラジ、ヤンサンドウなどの歌が次つぎに披露されると一人立ち、二人立ちして会場はチャング（朝鮮の打楽器）を中心に踊る人でいっぱいになり、男も女も軽症者も不自由者も一緒になって肩を組み合って踊りつづけた。平生忘れていた祖国にこの日ばかりはみんなが帰った気持ちになって思い切りはしゃぎ合った。[7]

［6］金相権「患者運動の中で」『生きぬいた証に——ハンセン病療養所多磨全生園朝鮮人・韓国人の記録』立教大学史学科山田ゼミナール、緑蔭書房、一九八九年、三〇一頁。

［7］金相権「朝鮮・韓国人と処遇の差別」『倶会一処』多磨全生園患者自治会、一光社、一九七九年、二四四頁。

女性の朝鮮人入所者は普段着る機会のない鮮やかなチマチョゴリに身を包み、晴れの日を迎えたのだろう。また、男性入所者もそのような華やかな場に心も湧き立ち、遠く離れた家族や在りし日の故郷に思いを馳せながら賑やかなひと時を過ごしたに違いない。テーブルには草餅やピビンパ、キムチなど故郷の味が並び、朝鮮人入所者を大いに喜ばせたのである。

金はその後体調を崩し、園内の病棟での生活を余儀なくされた。大好きなキムチや妻の幸子さん手作りのおかずも口に入れることは難しくなってしまった。そしてそのような生活を約二年間続けた二〇一八年一月二四日、多磨全生園内で近親者に見守られながら息を引き取ったのである。平日の午前中は毎日、入所者自治会に出勤し、午後からは資料館の仕事を黙々とこなし続けた金相権。土日と祝日も開館する資料館に出勤するため、正月以外に休みをとるということはなかった。自らを誇示することなく、黙々と仕事を積み重ねていく姿に日本人、朝鮮人問わず大きな信頼が寄せられていた。朝鮮人ハンセン病回復者として、他の入所者仲間のために力を注ぎ続けた生き様は、この先も私達の胸に深く刻まれ続けることだろう。

三――金潤任（岩村春子）

岩村春子、本名金潤任は、一七歳の時にハンセン病療養所である邑久光明園に入園してから六〇年以上を療養所で過ごした。日本の植民地下でハンセン病を患った在日朝鮮人である金潤任は、いかなる人生を歩んだのだろうか。

筆者は二〇〇八年三月一六日、金潤任さんに歩んできた道について、お話を伺った。その語りから、一人の在日朝鮮人女性であり、ハンセン病患者であった彼女の生き様を強く突きつけられた。次に金潤任の人生について記したい。

■入所の経緯

金潤任は一九三〇年、五歳の時、母と当時二歳の弟と共に日本に来た。父は滋賀県の石部という町にあった飯場で暮らし、土方仕事をしていた。百姓をしていた父は一九二五年、生活のため日本に一人で働きに行った。幼少時の潤任は内気で口数が少ない子どもだったという。

潤任が生まれた一九二五年の朝鮮は、日本の植民地時代であった。五歳で父親を頼り、日本に来たというが、それだけ朝鮮で生活していくことが困難であったことがわかる。百姓であった父親も日本で得た仕事といえば、朝鮮人労働者が多く従事した土方仕事であり、それも家族四人がようやく暮らしていけるだけの状態であった。

その後、母親がハンセン病を患い、まだ幼かった潤任が、母親の代わりに家事全般をしなければならなくなってしまった。学校に行くこともできず、洗濯は川の冷たい水で行い、食事は朝四時から仕度するなど、重労働を家族のために懸命にこなした。

しかし母は幼いからといって、潤任を甘やかすことはなかった。母は自らのことをいつも、病気だからいついなくなるかわからないと言い、潤任への躾はとても厳しかった。その厳しさを子どもの頃の潤任は、男の子に生まれていたら大事にしてもらえたのに、女の子に生まれた以上は仕方がないと思って諦めていたという。そんな母も病気を治したい一心でさまざまな怪しい薬を飲んだり、先祖を祀る法事を止めてキリスト教信者になったりしたという。

一九三六年頃、母親の必死の思いも空しく、警察が来て、母親は療養所に収容された。三年経ったら帰ってくると言っていたが、結局、それが母との永遠の別れとなってしまった。母がいなくなり、日中一人取り残された潤任は、寂しくて毎日泣いた。

一九三八年、一四歳になった頃に同じ滋賀県の信楽《しがらき》に移った。その頃父は馬車で荷物運びを

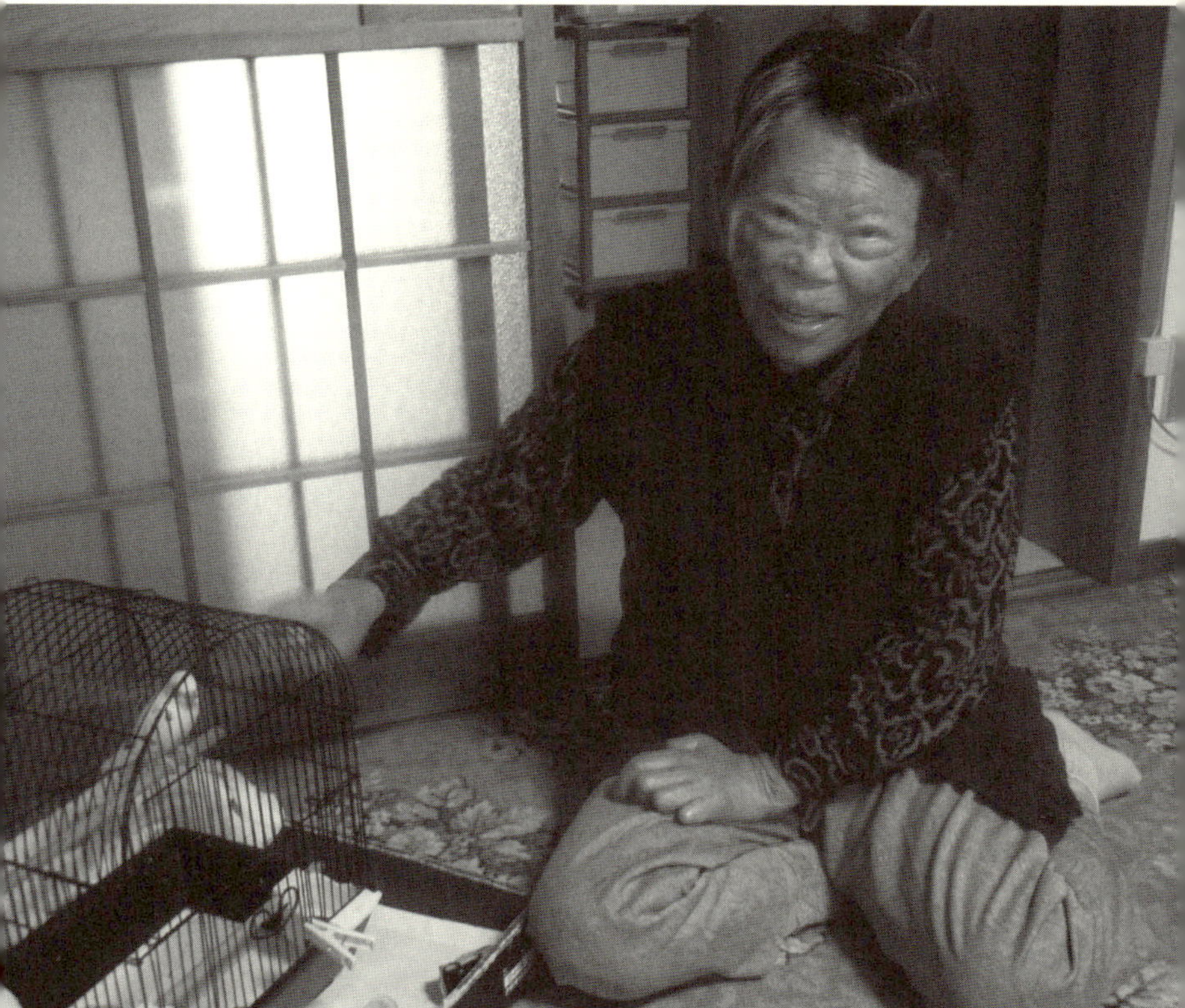

金潤任
（2008年／筆者撮影）

しており、陶芸で使う土を運ぶ仕事も行なっていた。周りには同胞が多かったという。

そもそもなぜ、ハンセン病療養所に朝鮮人がいるのだろうか。それは、日本の植民地政策と密接に関わる。植民地にされた朝鮮では諸々の政策によって、土地や仕事を奪われた人びとが増え、その多くが仕事を求めて日本に来たということはすでに指摘されている。その中で朝鮮人たちは決して環境の良い場所で生活できていたわけではなかった。

金潤任の父親も例にもれず、土方工事を行い、飯場で暮らしていた。ハンセン病は生活環境に大きく左右される病気であり、在日朝鮮人に多かったのはそれだけ生活環境が悪いところで暮らさざるを得なかったことが理由である。

潤任にハンセン病の自覚症状が出たのは、九歳か一〇歳の頃であった。膝あたりに一〇円玉ぐらいの大きさの白い斑紋が出た。友達にはその部分の感覚が無いことについて話していたが、両親には母親と同じ病気であることがわかると心配をかけると思い、言わずに黙って一人で苦しんでいた。

しかしとうとう、一五歳頃、顔に斑紋ができてしまった。ハンセン病が「癩」と呼ばれていた時代、決して治らないと言われていた病気にかかったことは、将来へのすべての望みを失うことであった。ハンセン病にかかった母を看病し、一番身近でその様子を見続けていたため、母と同じ病気になったことは自殺を考えるほどの衝撃であった。

娘もまた病気にかかったという事実に、父も母が病気にかかった以上に嘆き悲しんだ。父は病気を治すためにさまざまな怪しい薬をどこからか手に入れてきたが、もちろんそれで病気が治るはずもなかった。

その後、県の衛生課から職員が来て、療養所へ収容されることになった。家に隠れ続けているのも嫌なのと、一年で帰れるということから療養所に入ることに決めた。一九四一年二月に夜中一晩中車で走り、朝四時頃に岡山に着いた。虫明湾から船に乗る時には寒さも重なり、恐怖を覚えるようになってきた。朝七時頃、桟橋に着き、予防着を着た先生と看護婦が待っており、一時収容所に着いた途端に裸にされた。

収容所には一週間以上いた。その間に自分よりも症状の重い人の様子を見て、自分もこのようになるのかと怖くなり、家で死んだほうがよかったと思うこともあったという。入所してから一年余りは他に服がなかったため、チマチョゴリを着て過ごした。自分以外に他の部屋に同胞の女性が三〜四人いて、彼女たちに慰めてもらうことによって、病気が治るという希望が持てるようになった。

その後、戦争が激しくなり、園内でも一日中奉仕作業をしていた。松根堀りや畑にするためにグラウンドを耕したり、山に柴とりにも行った。一日中仕事をしたあげく、夜には十一時頃まで着物縫いや帽子編みをした。園から春秋の二回、春は浴衣、秋は袷《あわせ》の着物が出たが、それらは患者作業によるものであった。

また、現在邑久光明園にある「恩賜会館」を建てる時は、その埋め立て作業を潤任も加わっている韓国人互助会が行なった。朝四時半頃起き、朝御飯の時間まで、土地を平地にするためにもっこを担いだ。男性と女性の別なく作業を行なったので、休む時間がないばかりか、重労働で病気が悪化していった。実際に、一九四四年、四五年頃は多くの患者が亡くなったという。

この間、金潤任は結婚をしている。

邑久光明園に入園してから、半年くらいして、求婚された。しかし、一年経ったら家に帰ろうと思っていたため、断り続けていた。何度も断り続けたが、相手の熱意に押され、一九四三年四月、一八歳の時に結婚した。二人とも歌が好きで、一緒に賛美歌や韓国、日本の童謡を海辺で歌った。とても優しい良い人だったが、一九四八年に亡くなってしまった。

日本の敗戦も、多くの在日朝鮮人ハンセン病患者たちにとっては「解放」とはならなかった。在日朝鮮人として療養所で生きる中、金相権は「ハンセン病療養所に入所している在日朝鮮・韓国人にとって戦後数多くの問題が起きたが、なかでも出入国管理令によるらい患者の強制送還と、祖国の分裂による一時的な思想対立、永住権申請などがもっとも切実な問題であった」[1]と回顧している。

こうした問題はすでに述べたが改めて触れると、出入国管理令の第二四条（一九五一年一〇月四日制定公布）において、日本国外へ強制退去させることができる外国人として「らい予防法の適用を受けているらい患者」と記載されたことに始まる。それにより、ハンセン病療養所に暮らしている朝鮮人患者たちは、強制送還されるとの危機感を抱き、多磨全生園の金哲元他七七名が連名で国会に請願を行なったのである[2]。

その後、朝鮮人患者にとって、辛く、長い闘いとなる年金問題が勃発する。一九五九年、国民年金法の施行によって、一級障害者に障害福祉年金（月額一五〇〇円）が支給されるようになったが（七六頁参照）、在日朝鮮人は日本国籍ではないことから年金支給対象から除外されてしまった。その結果、これまで療養所内で共に生活してきた入所者間に経済格差が生まれ、療養生活を営む上で最も大切な人間関係に支障を来すことになった。全国の療養所で同様の問題が起こり、これをきっかけに在日朝鮮人による患者組織が結成されたのである。

金潤任にとっても、日本の敗戦は「解放」とはならなかった。一九四六年、「みんなクニに帰るからお前も帰ろう」という手紙が父と弟から来たが、園から帰国することを認められず、父、弟は先に帰った。しかし、その後、一度も連絡が来ないので、帰国する船が沈没するなど、不

［1］ 金相権「朝鮮・韓国人と処遇の差別」『倶会一処』多磨全生園患者自治会、一光社、一九七九年、二四三頁。
［2］『参議院外務委員会会議録　第六号』、一九五二年二月二六日。

慮の事故にあったのだと思うと語る。父や慕ってくれていた弟が生きていたら、いままで音信不通ということはあるはずがないので、そうであると確信しているという。

そのようなことがあってから、一九四八年に夫が亡くなり一人きりになってしまった時は、気持ちは暗く沈み本当に死んでしまいたいと思った。

「私はいつもこの世に生まれてきたのは何のためかと思っていた。子どもの頃から苦労ばかりで、何一つ良いことがなかった」[3]と潤任は語る。

■陶芸との出会い

かつては、朝鮮語を話すことのできる入所者も多かったが、近年は、朝鮮語を話せる在日朝鮮人入所者も次々と世を去ることに加え、日本人と結婚した在日朝鮮人入所者の中には朝鮮語を話す機会が減ったことにより話せなくなってしまった人もいた。その中で金潤任は流暢に朝鮮語を話すことのできる最後の一人として、園内の在日朝鮮人からは頼りにされていたのである[4]。潤任は、言葉だけではなく、民団からの慰問行事にも積極的に参加し、朝鮮人としてのアイデンティティーを保ち続けていた。

それでは六〇年以上の間、金潤任はただ、病気になった悲しみや肉親との別れに悲観していたばかりだったのだろうか。

その晩年は、邑久光明園内で理学療法による治療として手指機能の回復に取りかかり、心豊かな療養生活を送るために始められた陶芸クラブに参加し、作品作りに熱心に励むことになる。陶芸クラブは多い時には男性会員合わせて一〇名の方が活動していたが、現在は六～七人の女性の方がおしゃべりを楽しみながら作陶を行なっている（二〇〇八年当時）。

邑久光明園陶芸室は、一九八二年頃、病棟の片隅で始められた。一九九三年頃までは、理療科の治療室を午後の時間から開放してもらい、職員のアドバイスを受けながら行なっていた。また年に二～三回、奈良から先生を招いて指導を受けていたという[5]。その後、一九九五年頃に福祉棟のあった場所に冷暖房が完備された陶芸室が建てられて、長時間続けて陶芸作品の制作に取り組むことができるようになった。

陶芸室ができて以降、メンバーはほぼ毎日、作品制作を行なっている。毎日約五時間、陶芸

［3］　金潤任（岩村春子）さんからの聞き取り（二〇〇八年三月一六日）。
［4］　許慶順（花村慶子）さんからの聞き取り（二〇一〇年六月十一日）。
［5］　門藤艶子「陶芸クラブの歩み」『国立療養所邑久光明園創立90周年記念誌』国立療養所邑久光明園、一九九九年、二〇六頁。

室に通うことがメンバーにとっては、楽しみでもあり、生きがいにもなっている。備前焼の作品を中心に作陶しており、似たような作品が多いとはいえ、一つひとつの作品をよく見るとその形や色に個性が出ており、そこにはあたかも作者の姿が写しだされているかのようである。

潤任は亡くなる直前まで陶芸室に通っていた。作品づくりにおいても「妥協しない」、「小さなものでもきちんと仕上げる」という周りからの評判があるほど真面目で実直な姿は、その作品にも表れている。毎年の夏祭りに合わせ、陶芸室では共同で大型の作品を制作していたが、そうした時も小さなキズやへこみを見逃さず、丁寧に直していたという。また、他のメンバーの作品に対してもへらやヤスリを使って、丁寧に仕上がりの凹凸を整えることから、「直しやさん」と呼ばれるほどであった。

それは単なる身体的な機能回復訓練を超え、陶芸作品自体が自分自身となっていたことを示している。その作品が見せる姿はまさに金潤任の生き抜いてきた姿と重なるのである。

「私、これをとったら、何もない。」

潤任は、作品をつくりながら周りの人びとにこう言っていたという。

宗主国日本での暮らし、母の発病と別れ、自身の発病と療養所への収容、残る父と弟との別れ……。何度、絶望を味わったか想像に難くない人生で、陶芸との出会いは、彼女の人生を「何もある」ものに変えた。

六〇年以上の間、金潤任はただ、病気になった悲しみや肉親との別れに悲観していたばかりではなかった。陶芸クラブに参加し、作品づくりに熱心に励んだ姿は、単なる趣味の世界を超え、過酷な状況の中で生き抜いてきた人の強さを示す。

その強さはどこから来ているのか。長年、療養所医師として入所者の姿を見続けてきた成田稔が指摘するように、「終生隔離という過酷な状態に置かれ、将来の生きる目標も希望も奪われたにもかかわらず、無為に過ごす毎日の無意味感を超えられたのは、身を粉にして残した能《あた》う限りの生きる価値を実現したから」[6]なのではないかと私も思う。その裏には「楽しみ」を手にしなければ生きられなかった療養所の実態があった。

在日朝鮮人女性として、またハンセン病患者として金潤任は、過酷な状況を生き抜いた。「過酷な状況」の実態を知れば知るほど、彼女の姿は胸に深く突き刺さる。

二〇〇九年秋、彼女はこの世を去った。しかし残されたその凛とした作品は、誇り高く生き抜いた彼女の姿を、今も思い起こさせるのである（「II 療養所という場所で」扉裏の作品参照）。

［6］ 成田稔「ハンセン病資料館のあり方を考える（続）」『多磨』九九一号、全生互恵会、二〇〇四年八月、一五頁。

四――金夏日

群馬県の草津温泉近くにある栗生楽泉園に長年暮らす金《キム》夏《ハ》日《イル》は、歌人としても広く知られ、これまで歌集四冊、随筆集一冊を刊行している。

金夏日は一九二六年、朝鮮慶尚北道の農家に生まれた。夏日が生まれてまもなく、日本に渡った父の借金のため、母は田畑をなくし、二人の兄は奉公に出された。そして母は祖母に夏日をあずけて、仕事に身を削るしかなかった。夏日もまた物心つくころには農家の仕事を手伝いながら、学校に通う友達をうらやましく見送った。

一九三九年の年明け、日本にいる父から突然、渡日を促す手紙が届き、それだけを頼りに母や兄らと共に夜逃げ同然に日本に渡った。一三歳の冬のことである。昼間は菓子工場で働き、夜学に通って朝鮮ではできなかった勉強をした。しかし、その二年後、一五歳でハンセン病を発病する。一九四一年に多磨全生園に入所することとなった。その頃、軍属として招集された長兄の代わりに家計を支えるため、一九四五年、無断で園を飛び出し、防空壕掘りなどの仕事を請け負う。しかしその後、空襲に遭い、戦火の炎にあおられたため眼の充血がとれなくなっ

金夏日（2018年／筆者撮影）

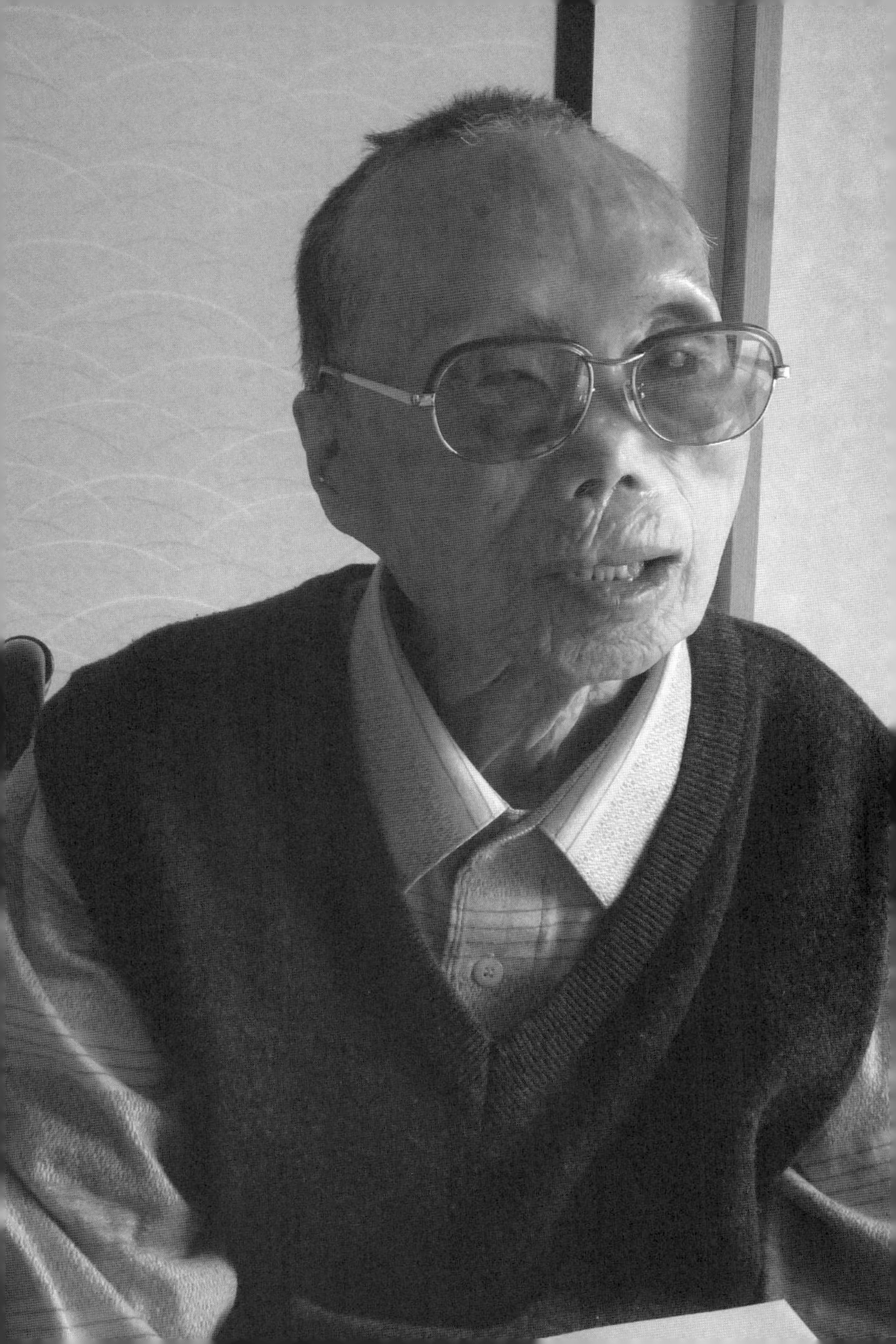

てしまった。終戦を迎えても、多磨全生園に戻ることはできず、栗生楽泉園に入所し、治療を受けることとなったのである。

■短歌を始めて

金夏日はなにをきっかけにして短歌を始めることとなったのだろうか。そのことについて、かつて雑誌のインタビューで夏日は次のように述べている。

戦時中に焼け出されたことをきっかけにして病気が再燃して眼が悪化していったことは、「バラ」(『点字と共に』所収)という文章に書いたんだけど、あのとき、不自由者の施設に入るときにはまだ少し視力があったのね。けれども、どうせもう見えなくなる。だから、何かにすがっていかないと、という気持ちがいっぱいだったんですよね。当時キリスト教にも入った。[1]

このように徐々に眼が不自由になり、完全に失明することの恐れと不安から「何かにすがりたい」気持ちにかりたてられたことがわかる。その中で選んだものが短歌とキリスト教であった。それではなぜ、「日本」的な文学形態である「短歌」を自己表現の一つとして選んだのだろうか。その疑問を解くために、夏日の学校との出会いについて見ていきたい。

金夏日は、朝鮮では学ぶことがかなわなかった。そのため、一九四一年七月に多磨全生園に入所した後、全生学園という小学校が園内にあることを知り、早速勉学を続けたい旨を伝え、通学を許してもらったのである。小学校五年生の教科書をひとそろい貸与され、あこがれであった昼間学校に通うことができた。しかし、夏日は心からの喜びはわかなかったという。その理由を「ここがハ氏病療養所であったからであろう」[2]と記している。

幼いながらにその喜びは、治癒して社会復帰できることが保証されていない身を嘆き、諦念することを越えるものではなかったのである。

それでは、文学との出会いはどのようなものだったのだろうか。文学作品に親しんだことを多磨全生園内にあった全生学園における思い出とともに次のように想起している。

文芸に興味を持ったのは、学園機関誌「はばたき」に初めて投稿してよりのことである。

[1] 金夏日「われは黙《もだ》さず——在日朝鮮人ハンセン病回復者のうた」『季刊 前夜』8号、二〇〇六年・夏、七四頁。
[2] 金夏日「コスモスと私」『点字と共に』皓星社、一九九〇年、二三五頁。

「雀の子」という題で童謡を書いて投稿したところ、それがたまたま採用されて「はばたき」に掲載された時は嬉しかった。大いに気をよくして作文も書いた。日本にきてまだ三年目ぐらいだったから、言葉もたどたどしかったし文章もずいぶんたどたどしかったと思う。[3]

このように、まだ日本語もままならない中で初めて童謡や作文を書く機会を得たのであった。さらに採用はされなかったというが、同時期に俳句もつくり、作品投稿を編集員から勧められている。短歌についてもこの時に学ぶことになったに違いない。また、当時は全生園内で、俳句や短歌など短文芸が隆盛していた。それはたとえ身体が不自由であっても誰もが気軽に始められることにも起因した。そうした周りの環境も夏日のその後の短歌人生に大きな影響を与えたに違いない。

金夏日は、短歌という短文芸の中に自身のあふれる思いを情感豊かに描いてきた。解放後に離散することとなった母や兄弟のこと、病気である自分のために帰国せずに日本にとどまり、そのまま異国の地で亡くなった父のこともその世界に込めてきたのだ。

ここからは夏日の作品を紹介しながら、夏日の生き方に思いを馳せたいと思う。なお、紹介する短歌は特に断りがないかぎり、歌集『無窮花《ムグンファ》』（光風社、一九七一年）からである。

■家族との離別

韓国に共に帰らんと兄言えどライ病むわれはついに黙《もだ》しぬ

母乗せし汽車の音遠くなりしかばわが病室に一人戻りぬ
高原の寒さ凌げと縫いくれし綿入れ足袋に母を思いぬ
母思うよすがにわれは朝鮮足袋穿いてみてまた行李にしまう

金夏日は、解放を日本で迎えた。徴兵された兄の代わりに年老いた両親を助けるため、多磨全生園を飛び出し防空壕掘りの仕事をしていた時のことであった。夏日の両親や次兄は夏日に一九四八年に樹立された分断国家である韓国に共に帰ることを勧めたが、ハンセン病患者の海外への渡航はおろか、退所も認められていない状況下では、「帰る」選択肢を得ること自体、そ

［3］　前掲、「コスモスと私」、二三五頁。

もそもできなかったのである。

結局、父のみが日本に残り、母と次兄は韓国に帰国することとなった。一九四九年、朝鮮戦争が勃発する一年前のことである。母は帰国直前、夏日のもとを訪れている。その時の夏日の気持ちは短歌に詠われるとおりであるが、母もまたどのような思いで朝鮮足袋を縫っていたのだろうか。「厳しい草津の冬に備え、せめて少しでも暖かく体を大切にしてほしい」と、母ができる精一杯の思いをこの足袋に込めたのではなかったか。

母たちを帰国せしめて東京に父はのこれりライわれのため

父は病気の夏日のため、一人日本に残った。「ライわれのため」という言葉からは、少なくとも治ったら帰ることができるという他の病による患者のような希望は感じられない。「ライ」という「病気」そのものと患者ではあっても「自分」というものとは、本来別のものであるにもかかわらず、病気の呼称が自らを指すものとなっている。そこには社会から忌避される「ライ」が自身であることを強く突きつけられることによって、半ば諦念の思いを抱かなければならないやるせなさも伝わる。さらに母らが帰国した一年後に朝鮮戦争が起こるとは、夏日や父の心情はいかばかりだったろうか。

ライ園のわれも僅かの献金をしぬ動乱祖国の難民のため
義勇兵に志願して征《ゆ》く同胞をわれ言葉なく見送りており

夏日は日本軍として徴兵された長兄を戦争で亡くしている。戦争の悲惨さ、厳しさを体験している夏日だからこそ戦争が祖国朝鮮半島で続くことに悲観したのだろう。戦火の下にいる母を心配していた夏日であったが、その悪い予感は的中する。

戦争の激しきときに帰国せし老いたる母は死にたまいにき

母は帰国してわずか二年で他界し、帰国前に夏日に会いに来た時が最後の対面となってしまった。同時期に父も日本で息を引き取った。夏日は父の遺骨は療養所に住む自分が引き取ることを決める。翌年、園内の入所者が眠る納骨堂に父の遺骨を安置した。

ライ園に病むわれに仕送りつづけ給いし父の遺骨をひきとりて祀《まつ》る

この春に父のみ骨の納まりし骨堂のあたり虫はすだくも
つづまりは異国の丘にわが父の遺骨と共にわれも埋もれん
日本に永住するともわが父の遺骨は祖国に送りとどけん

納骨堂へ遺骨を納めた後も夏日は大きな哀しみと喪失感に襲われ続けた。しかし分断国家ではない「朝鮮」を愛することで、途切れた家族との絆や本来いるはずであった自身の居場所を求めようとしたのではないか。

父逝きし後の寂しも朝鮮語にて書きたる手紙来ることのなく
ふるさとに肉親もおらず今はただわれ朝鮮を心より愛す

しかしその後、厳しさを増す朝鮮半島の分断は、朝鮮戦争が休戦となっても、療養所の中にまで分裂を生むこととなったのである。

南鮮支持北鮮支持とライ園に二つ分れて論争する同胞
同胞に会えばいつしかわが祖国が二つに分れて争う歎く

■点字舌読

金夏日は、このような家族との別れ、祖国での戦争、そして園内同胞同士の分裂に心を痛めながら、その後どのように生きていったのだろうか。戦争中、戦火の炎によって目を痛め、五年後には失明してしまった夏日は、一九五四年に「点字舌読《ぜつどく》」を始めることとなった。

ハンセン病の症状には知覚麻痺があり、手指の感覚を失っている人が多い。その中で、栗生楽泉園入所者であった金夏日、笹川佐之、浅井あいの三名が唇や舌先など比較的感覚が残っている部分を使い、点字を読む、すなわち「点字舌読」を試みたのであった。始めた頃のことを夏日は次のように語っている。

最初は五十音を打ってもらって舐めてみたんだけど、とにかくわからない。じっとやっていると肩は凝るし、目は充血するし、涙はぼろぼろ出るし……。薄い点字用紙では唾液ですぐべとべとに濡れてしまい、穴が開いちゃうのね。で、古い絵はがきやカレンダーの表紙など厚い紙に打ってもらった。そうしたら今度は、唾は大丈夫だけど、角が立ってきて穴が開く。それでもやっていると、濡れてぬらぬらしてくる。唾だろうと思ってまだ

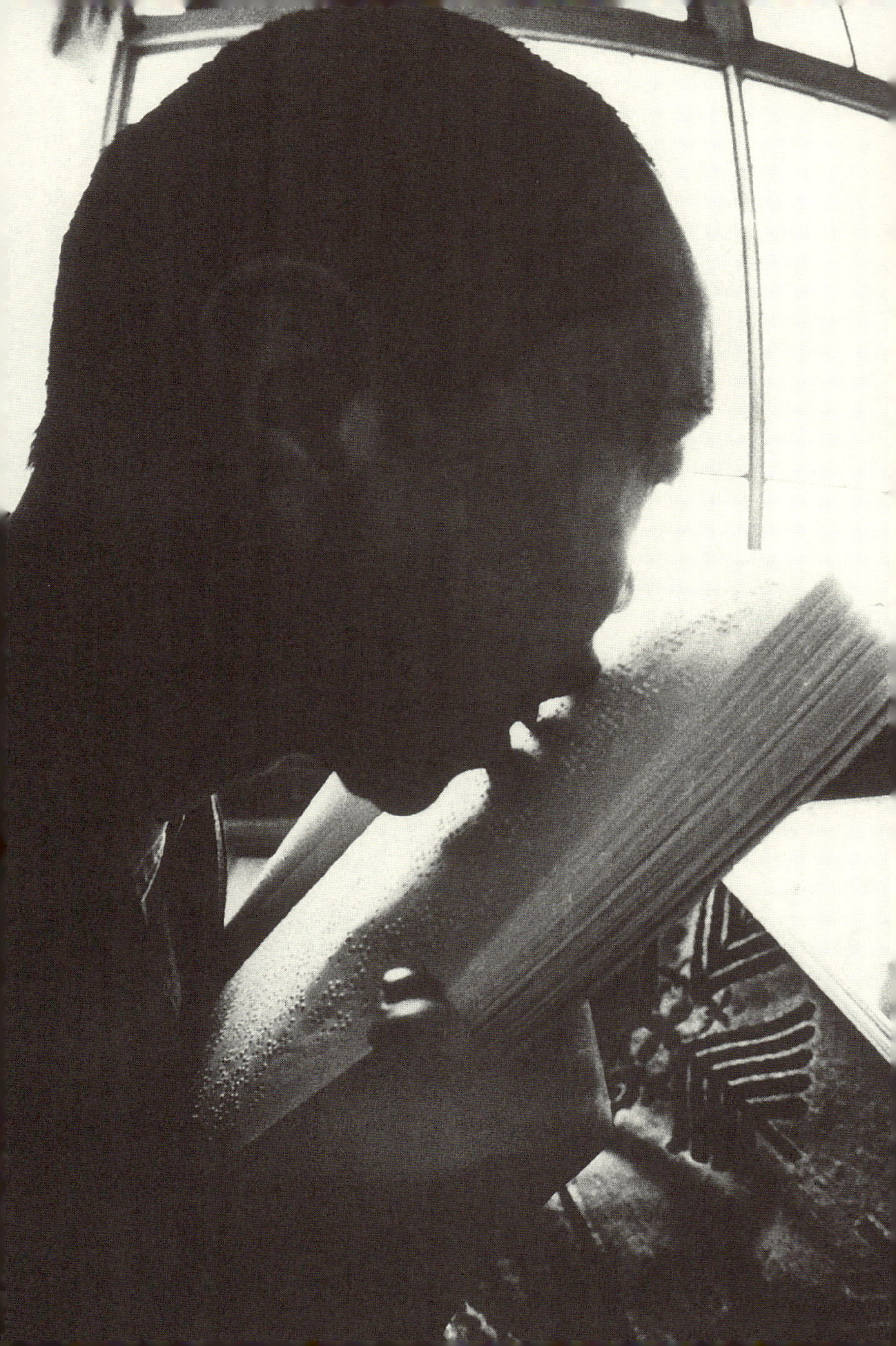

やっていると、目が見える人から「おい、血が出たぞ」と言われてね。舌の先から血が出ているんだね。とにかくたいへんだった。二ヵ月かかってやっと五十音が読めるようになった。[4]

それではなぜ、ここまで大変な舌読を体得しようとしたのだろうか。その理由について続けて、次のように述べている。

どうしてそんなにまでしてやりたかったのかっていうと、もちろんいろんな知識を得たいというのもありました。でも、短歌をやっているんだから、なんとかして自分で読みたいという思いからです。それまでは先生方の歌を晴眼者に読んでもらっていたんだけど、聞いたその時は感動しても、家に帰ってくるとどうしても一部は忘れてしまうんだよね。それで、鹿児島（寿蔵）先生の本を自分で味わいたいと、なんとか舌読をものにしようと思った。だから、一番の思いは短歌を自分で読みたいということだよね。[5]

[4] 前掲、「われは黙さず——在日朝鮮人ハンセン病回復者のうた」、七五頁。
[5] 前掲、「われは黙さず——在日朝鮮人ハンセン病回復者のうた」、七四〜七五頁。

舌読する金夏日（1971年／趙在根撮影）

三人が「点字舌読」を始めた一九五〇年代は、テレビやラジオ、カセットテープ等が容易に手に入る時代ではなかった。生活費が著しく低い療養所入所者にとってはなおさらそうした経済的余裕はなかったのである。そのような状況でも「自分で読みたい」という、ささやかではあるが切実な願いは想像以上の努力によってかなえられたのである。

「点字舌読」について、金夏日は次のような歌を詠んでいる。

われに初めて君より点字の手紙来ぬ二日かかりて舌で読み了る

点訳のわが朝鮮の民族史今日も舌先のほてるまで読みぬ

■朝鮮語舌読と祖国への思い

さらに、舌読を学びはじめた二年後からは、朝鮮語の点字にも挑戦している。朝鮮語のテキストをようやく手に入れることができた金夏日は、そのテキストを同胞の親睦会にも携えていった。その姿を見た同胞入所者の中には、「盲人になって、そんなに勉強して何になるのだ。韓国の大統領にでもなるのか」といって冷やかす者もいたという。しかし、「盲人でさえ、ああして勉強しているのだ。眼の見える俺たちも勉強して、外部から来る新聞（朝鮮語）や雑誌ぐらい読めるようにならなくてはいかんな」と、夏日の行動に関心を示し、敬意を表す者もいたのである[6]。そうした入所者の存在は夏日を励ましたに違いない。

金夏日は故郷の朝鮮にいた時は植民地下であったため、民族教育は許されず、朝鮮語を学ぶ機会がなかった。朝鮮語を学ぶにあたり、小学一年生になったつもりで勉強を始めたのだった。夏日のテキストには朝鮮語の読み方のルビもふっていたため、わからなくなると晴眼者の同胞に聞きに行き、わからない部分に舌先をあてて尋ね、文字を読んでもらうということを繰り返した。理解でき、わかった時には嬉しく、逆に教えてもらってもわからない時には自分の頭を叩きたくなるくらいもどかしく、じれったい気持ちであったという。

このような苦労と努力を積み重ねた結果、一人で本を読めるまでになったのだった。それではなぜ、これほどまでに朝鮮語にこだわり、学び続けたのだろうか。

この時期、徐々に盲人会のテープライブラリーのテープも増えてきたが、夏日が最も知りたい朝鮮のことについてのテープは数も少なく内容も乏しかった。金夏日は、次のようにその思いを語っている。

［6］　金山光雄（金夏日）「朝鮮語の点字と私」『高原』第二六巻第五号、栗生楽泉園慰安会、一九七〇年五月、二十一頁。

このように私が勉強するのは、偉くなりたいとか、有名人になりたいとか、は微塵も考えていない。ただ私は母国の言葉で書いた文学や歴史が読みたいのだ。幼時、祖母や母からきいた童話や民謡を、もう一度当時に帰ったつもりで味わいたい。[7]

朝鮮語の点字学びて祖国の歌くちずさみつついつか眠りし
年どしに朝鮮の歴史点訳されわが本棚にふえゆく楽しさ
通信にて苦心して学びし朝鮮語の点字もようやく舌になじみぬ
片言の朝鮮語にて新年の挨拶をしぬ同胞に会えば
欲しいほしいと捜し求めきこの厚きわが朝鮮の近代史二冊

八十の齢《よわい》の同胞も朝鮮語の点字ひたすら学ばんと云う
隣りベッドの翁《おきな》が呼べば朝鮮語の分厚き点字書わが抱えゆく
いつよりか先生と呼びつつ隣りベッドの翁《おきな》に朝鮮語の点字を学ぶ
舌読のわれの学びをはるかなる祖国の盲人にいかに伝えん
母の縫いし朝鮮服着て今一度祖国の土を踏みたく思う

金夏日がこれほどまでに朝鮮語を習得したいと思った理由。それは法律的、身体的に不可能であったとしても、たとえわずかでも祖国や家族との絆を持ち続けたいとする彼の思いとともに、自分自身が何者であるかを朝鮮語の習得によって確認し、祖国とつながることで自身の存在意義を自分自身で認め、自己肯定感を得たかったからではないだろうか。

金夏日は、第一歌集『無窮花』を出版する際に著者名について次のように「あとがき」で述べている。

> さいごに、従来使ってまいりました日本名の金山光雄を、この歌集を契機に本名の金夏日（キム・ハイル）とすることを申しそえ、これまでに増してみなさんのご厚誼をたまわりたく、ここにあらためておねがいする次第であります。[8]

植民地期も含め、名前を複数持たされていたこと。それも日本名であったことなど、自分自

[7] 前掲、「朝鮮語の点字と私」、二十一頁。
[8] 金夏日「あとがき」『無窮花』光風社、一九七一年、一〇九頁。

身が何者であるかを模索する中での大きな決断であった。そこには朝鮮語習得への非常な努力から見受けられる、自分自身とは何者であるかという、その答えを求め続ける夏日の姿が浮かび上がるのである。

それでは当時、療養所で朝鮮語を学んでいたのは金夏日だけだったのだろうか。

戦後になり、他の療養所においても朝鮮語講座が入所者の有志で開かれはじめた。金夏日と同様、朝鮮で生まれ育っても植民地支配下にあったため、朝鮮語を満足に学ぶ機会が得られなかった入所者が多かったのである。その中で、栗生楽泉園にも一九六一年に朝鮮語学校が開かれたのだった。金はそのことについて次のように詠んでいる。

民族教育まもりぬかんと視力弱き友もいよいよ教壇に立つ
点字器を腰にくくりて春寒き夜風の中を朝鮮語学校に急ぐ
日本の統治下に朝鮮で学べざりし朝鮮文学を今にして学ぶ
日本に病みて命は果てんとも学びゆくべし朝鮮国語を

民族教育受けたい者は自分の国へ帰れと罵るもあり
おそらくは癒えて帰国の出来ぬわれら励まし合いて朝鮮語学ぶ

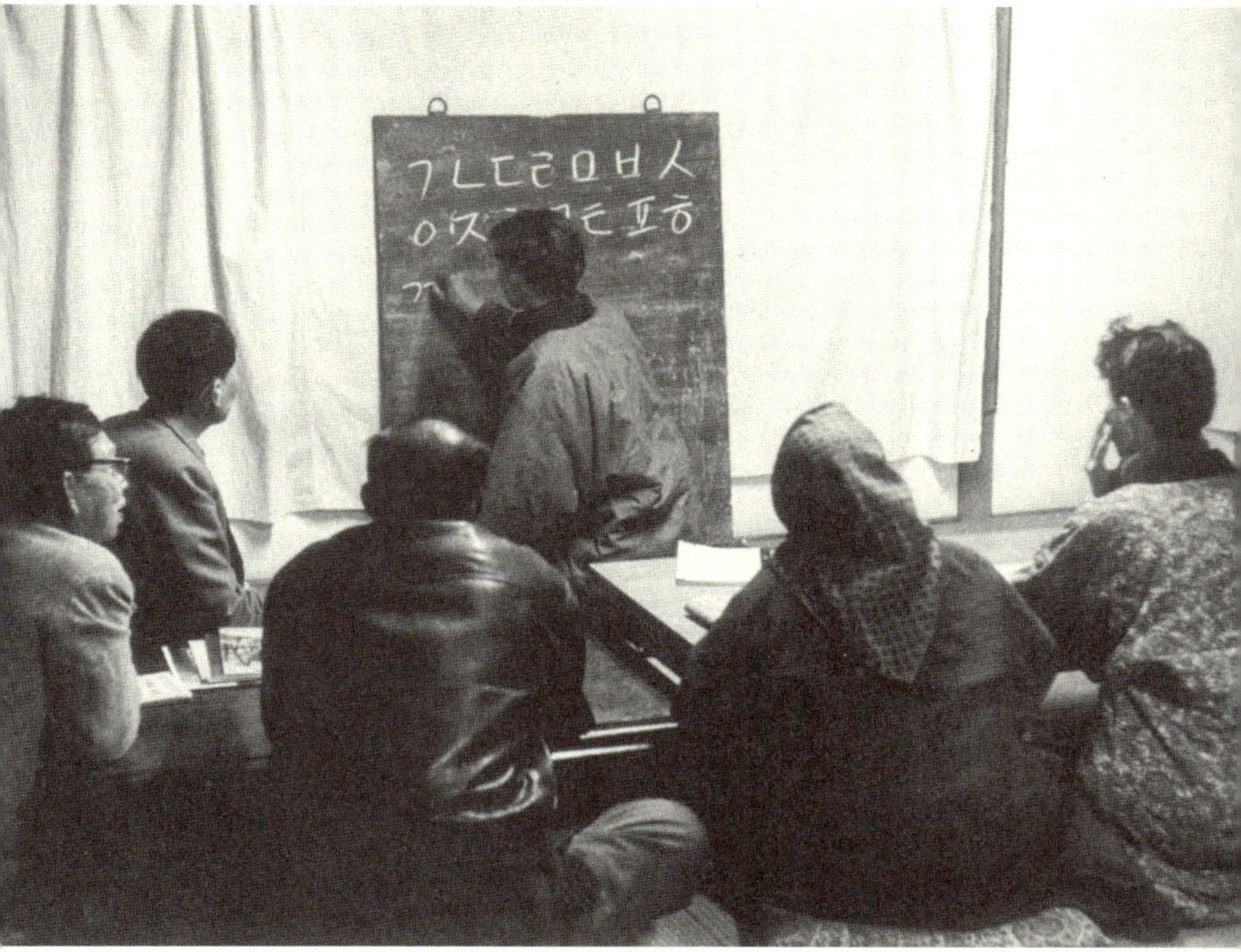

朝鮮語講座
（多磨全生園　1960年代か／趙根在撮影）

無窮花とはいかなる花か朝鮮の国花と聞けばわれは知りたし

同じ栗生楽泉園に暮らす同胞と共に互いに励まし合いながら「失われた朝鮮語」の習得に邁進していったのである。しかし、なかにはそのような彼らの姿を揶揄する者もいた。それでも遠く離れた祖国を思い続ける彼らは、たとえ帰国はできなくとも朝鮮語を学び続けたのである。

朝鮮語を自身の母国語として意識するもう一つの出来事がこの時期に起こった。それは朝鮮民主主義人民共和国への帰国事業である。金夏日が暮らす栗生楽泉園でも一九五九年頃から北朝鮮への帰還が話題となりはじめた。一般社会に暮らす同年代の若い同胞たちが意気揚々と帰国船に乗る様を聞くにつれ、夏日もまた新しい「祖国建設」の夢に心ふるわせたに違いない。しかし、そこに立ちはだかる壁は、「ハンセン病患者」の受入れを拒絶する社会や制度であった。

わが病い癒えなば祖国へ帰らんと気負い学びき労働党史を
朝鮮帰還今年限りと聞きつつもライ病むわれはせんすべもなし
民主主義国家再建に同胞ら気負いたつとき日本にてライ病む

金夏日は、自身の歌集を出版するだけではなく、同胞入所者による文芸集を世に出すことにも尽力した。一九八七年発行の『トラジの詩《うた》』がそれである。金夏日を含む栗生楽泉園の在日朝鮮人入所者五名による文芸集。収録されている短歌、詩、生活記録や随筆には、渡日の経緯、家族との別れ、経済格差の是正運動など、筆舌に尽くしがたい苦難や生き様が刻みこまれている。タイトルは朝鮮民謡でよく歌われる「トラジ」（キキョウ）から名付けられた。

この本を発行しようとした理由について金夏日は、「執筆者の一人である李洛奎（吉北一郎）さんが書いた「私の歩んだ八十年」があったから」と語っている。植民地期に日本に渡った李洛奎から、日本人の手配師に「よしきた」の掛け声から「吉北」と創氏され、一緒に働いていた朝鮮人労働者が李洛奎を最初にして順番に「一郎、二郎……」と名付けられた時の話を聞いたのである。苦労の末にハンセン病を患った李洛奎の生きた記録に触れたことは、夏日にとって、「残さなければならない」後世に伝えるべき記録を強く意識する動機となったのである。

日本に連行され来て炭鉱に働き癩に罹りみまかる

金夏日は一九八六年にこうした歌を詠んでいる（『やよひ』短歌新聞社、一九九三年）。植民地期に労働力として日本の炭鉱で働かなければならず、重労働の中で身体を壊すことになった者は決して少なくなかった。そこに「癩」を発症するという二重の苦難が降りかかり、療養所に入ることとなった先人たちをどうしても金夏日は記録しておきたかったに違いない。

出版にあたり新聞のインタビューで金夏日は、「動ける状態のうちにこうした本を世に残したかった」[9]と答えている。

一九八七年八月一日、『トラジの詩』出版記念会が栗生楽泉園福祉会館において開催されたという記録が残っており、その場において、自分たちの生き様が記された本を手にした時の喜びが想像されるのである。

■戦後の闘い、社会の不条理への思い

戦後になり、金夏日ら朝鮮人入所者は平穏に暮らすことができたのだろうか。

解放民族としての歓びもつかの間、新たな苦難が在日朝鮮人入所者を待ち受けていたのである。あらためて述べると、それは祖国分裂による一時的な思想対立や、「出入国管理令」第二四条に日本国外へ強制退去させることができる外国人として「らい予防法の適用を受けているらい患者」（一九五一年一〇月四日制定公布）と記載され、在日朝鮮人入所者に強制退去の不安が広がったこと、国民年金の適用外にされたことにより、日本人入所者との間に大きな経済格差が

ついてしまったことである。特に金夏日は年金問題について次のように短歌にその思いを詠い、朝鮮人入所者の現状を訴えている。

福祉年金もらえぬわれを哀れみてこの旧友はシャツなどくれぬ
たえまなく蟬鳴きかわす真昼どきわが貧しさを園長に訴う
国籍を移して年金もらえと云う園長の前にわが黙《もだ》しおり
身障年金に準ずる援助を日本の政府に願うみじめさ思う
婦長らの止めるも聞かず板の間にわれも坐り込む雨の中を来て

結局、療養所における経済格差が是正されるためには一九七二年まで待たなければならなかった。年金に代わる「自用費」方式で格差是正がはかられることとなったが、解決の日までにはあまりにも長い一〇年という年月であった。

らい予防法下で他の日本人同様に入所させられたにもかかわらず、経済格差の中で療養生活を送らなければならないのは想像を絶するほど苦しいことであった。歴史的経緯から見ても当

[9]「ハンセン病　苦闘の歴史一冊に」『上毛新聞』(『同盟支部報』二一五号(一九八七年八月十二日)より転載)。

然、支給されるべきものであり、当然の権利を求める空しさやみじめさを夏日は短歌に込める。金夏日は社会における不条理について時に鋭い言葉で問うている。

指紋押捺拒否して言いたり在日の韓人われら犯罪者ではない
指紋押す指の無ければ外国人登録証にわが指紋なし

いまだ外国人登録証に指紋押捺が必要であった一九八六年に詠んだ歌である（前掲、『やよひ』）。登録証への指紋押捺自体、不必要であると問われていた中、その押す指紋さえないという皮肉も込められた作品である。金夏日は障害のある自らの身体的描写をあえて行うことで、ハンセン病回復者である在日外国人の置かれた状況を見事に表現し、世に問うものとなった。

■ふるさと「朝鮮」への思い

いま一度、金夏日の短歌にこめられたふるさと「朝鮮」への思いを考えていきたい。
金夏日の初めての歌集名もまた「無窮花《ムグンファ》」と、朝鮮の国花名が付けられた。夏日は幼い時から祖母や母からこの花の美しさをひそかに聞かされてきたが、祖国朝鮮に自身がいる時には植民地下であり、自分の土地に植えることも、花のことを知ることもできなかったため、ついに見ることができなかったという。

その後、ハンセン病療養所内で無窮花とは、初めて木槿《むくげ》であることを知ったのである。失明していて眼には見えずともようやくこの花に触れることができたと、その喜びを金夏日は語っている。そして続けて次のように述べる。

私は、日本の伝統的文学形式である短歌を選び、それをもって自己表現をし、無窮花に触れた喜びをも短歌に詠みえたのですから、むしろ歌集名は日本の一般的なよび名の〝木槿〟とすべきかとも考えました。けれどやはり私の心情のままに、どんな困難にあっても窮することのない不屈の花、永久に生きつづける花として、私たち朝鮮人民の心に守り継がれてきた「無窮花」を、あえて歌集名といたしました。[10]

金夏日が朝鮮に咲く「無窮花」を題名とした思いとは、どんな困難にも耐えてきた「朝鮮人民」を写し出すものとしての誇りを表現したかったのだろう。

[10] 前掲、「あとがき」、一〇八頁。

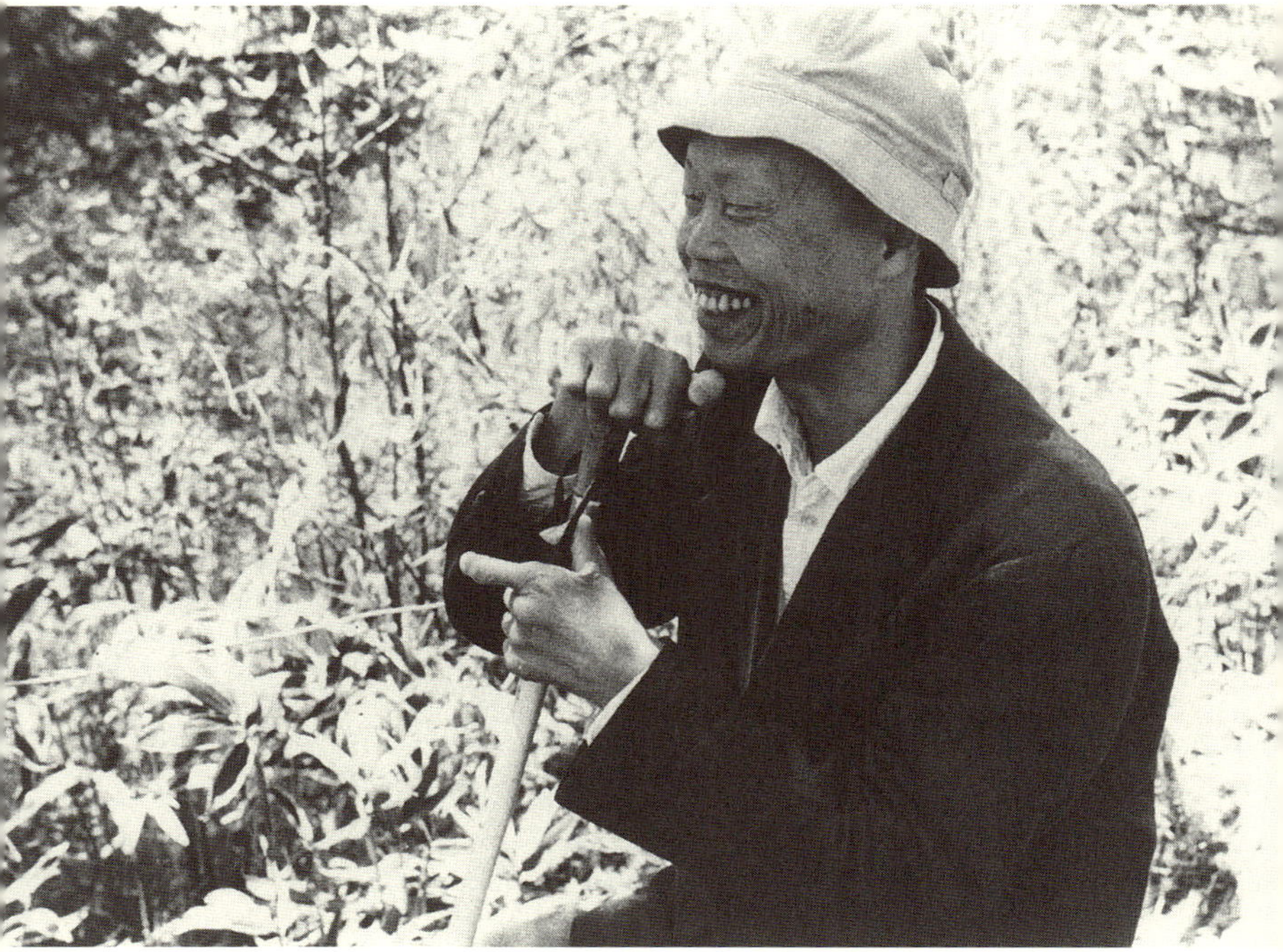

公園に憩《いこ》う金夏日
（1966年／趙根在撮影）

それはたとえ日本のハンセン病療養所での生活を長年にわたり余儀なくされても、「無窮花」のように不屈の精神で耐えてきた夏日自身を体現するものであったに違いない。そして夏日は何よりも祖国の統一を切に望むのである。

あの太平洋戦争では、私の長兄は日本海軍の軍属としてとられ、戦死し、私は東京で戦災のほのほをかぶり、両眼失明しました。しかし長兄の死や私の失明については、いまさらどうにもならないものとおもっていますが、祖国朝鮮が現在なお三十八度線の北と南に分断されている現実は、なんとしてもあきらめることができません。私ひとりの力はよわく、この歌集の文学性は乏しくとも、これを機会に一人でも多くのみなさんが朝鮮問題に関心をお寄せくだされぱとねがっております。[11]

金夏日の思いはまさに在日同胞の多くが長年にわたり悲願とするものである。朝鮮半島の状況に常に翻弄され、日本国内においてもその生き方が著しく制限されることとなった朝鮮人でハンセン病を患った人びとにとって、その悲願はいかばかりか、想像に余りある。

[11] 前掲、「あとがき」、一〇九頁。

小さな希望

香山末子［二編］

（一九二二－一九九六）
手繰る糸は切れても
私の希望は
また次の春を待つ
きっといつか
あの児の足音が
もう一度この耳で確かめたい
一目だけでも見たい
あの児のかたち
私は歳老いても希望をつなぐ
くる日くる日の上に

『高原』（栗生楽泉園慰安会、一九七八年四月）より

水の上の油の一滴

私の故郷　いい想出
静かな田舎の風景
いくら良くて愛していても
遠い故里　韓国
自分で忘れて
日本人と一緒になって
大きな顔して
笑って話して
それでも時々韓国人
油一滴水の上でまん丸く固まっている
寒い風　冷たい水の上が身に滲みる

（栗生楽泉園入所者）

『高原』（同上、一九八六年二月）より

3

望郷の思い

一　朝鮮半島への一時帰国

(一)　韓国への帰郷

療養所を退所し、祖国に帰国するのではなく、療養所にいながら一次帰郷できるようになったのはいつ頃からであったのだろうか。入所者によって書き残された記録や『在日韓国・朝鮮人ハンセン病患者同盟支部報』(以下、『同盟支部報』)等を見ると、一九七〇年代に入ってからであることがわかる。

その先駆けは、栗生楽泉園入所者の金夏日《キムハイル》であった。金は一九七三年三月八日、韓国に帰郷しており、その時のことが「祖国へ帰る願いかなって」(『高原』二九巻九号、一九七三年九月)という文章に記載されている。

金の祖国への帰郷は、韓国キリスト教救癩会の招待で韓国を訪問することになっていたJLM(Japan Leprosy Mission、日本キリスト教救癩協会)の訪韓団に同行することによってかなったものであった。それには金の歌集『無窮花』に収められた「いつの日か祖国に帰りわが母のみ墓に父の遺骨も納めん」という歌に込められた願いを、何とかかなえてあげたいとする多くの人びとからの励ましもあったという。

一九七四年三月八日に三四年ぶりに祖国の大地を踏んだ金は、全盲であるため、風景を見ることができなかったが、「心豊かに力強く第一歩をおろしました」とその時の心情を語っている[1]。

韓国の空港には韓国キリスト教救癩会の関係者とともに、従兄が金を出迎えてくれ、故郷の大邱まで向かった。従兄は金が二十数年前に亡くなったと聞いていたことを明かし、会えたことを心から喜んだ。故郷に到着した金は、解放後に東京から引き揚げ、長い間消息のなかった兄の出迎えを受け、「病む身でなかったら当然私の帰るべき家の敷居をまたぎました」[2]とその時のことを語っている。発病しなければ歩んでいたであろうもう一つの人生を金はこの時、何度も繰り返し想像しながら、兄たちの住む家に入ったに違いない。その後「父の遺骨を真中にして、親、兄弟、涙の対面は夜の更けるまで話は尽きませんでした」と金を囲んで和やかで温かい時間が持たれたのであった。家族らは全盲者である金に対し、何かと気を配ってくれ、義姉の心づくしの故郷の料理は金の心をさらに温めた。郷土名物の珍味や鶏のスープ、メンタイ(干し鱈)の料理などはきっと故郷に帰ってきたことを金に実感させたに違いない。

[1] 金夏日「祖国へ帰る願いかなって」『高原』二九巻九号、栗生楽泉園慰安会、一九七三年九月、二四頁。
[2] 前掲、「祖国へ帰る願いかなって」『高原』、二五頁。

翌日、金は先祖代々の墓の前で郷土のしきたりによって親戚、知人を集め、父の埋葬式を執り行なった。抱いていった父の遺骨を母の墓に納め、金は墓前に手を合わせ母に報告をしたのだった。墓石群の中には日本海軍の軍人としてアッツ島で戦死した遺骨のない兄の夏哲のものもあったという。兄の戦死の知らせは一九四四年、金が東京で受けたのだったが、白木の箱にはただ一枚、兄の名前が記された紙片が入っていただけであったという。金は遺骨のない丸い万頭型の兄の墓へと向かったのだが、新たな悲しみがこみ上げてくるばかりであった。

埋葬後は幼い頃に生まれ育った村を通るように金は家族に頼んだ。かつて暮らしたオンドルの部屋や、暗い土間でランプの明かりをたよりに縄ないをしていたことに思いを巡らしていたが、現在の村は急激に近代化が進み、様相がすっかり変わったことに隔たされた月日の長さを実感させられたのであった。

その後は大邱市内のハンセン病療養所を訪問するなどして十二日間の日程はあっという間に過ぎていった。金は最後に「念願であった父の遺骨を祖国に葬り、オンドルの部屋で共にすごした兄たちとのあたたかい心のふれ合いを、大切に肌に残していきたいと思っております」と結んでいる。金にとっての帰郷は、単に祖国に帰るというだけではなく、家族とのつながりを再度繋ぎ直すものであったのではないだろうか。朝鮮人であること、ハンセン病回復者であることにより家族との分断を強いられた金にとって、兄弟らとの「あたたかい心のふれ合い」は、三四年が隔たってしまっていても、これからを生きていく上で大きな希望となったに違いない。

それでは、金夏日のように家族との劇的な再会を果たした入所者は他にもいたのだろうか。

一九七六年に三七年ぶりに祖国を訪れた人物に、鹿児島県の星塚敬愛園入所者であった愈順凡（川野順）がいる。愈は一九一五年二月十二日、韓国慶尚北道月城郡に生まれた。一九二九年、日本の植民地下にあった朝鮮で公立普通学校を卒業。一九三三年、叔父を頼って日本に渡ることになった。音楽家を志しながら職業を転々とし、一九三七年にハンセン病を発症する。その後、一九三九年に身延深敬園福岡分園に入園し、翌一九四〇年、九州療養所（現・菊池恵楓園）に転所、一九四二年、星塚敬愛園に転園した。一九五〇年に失明しながらも、一九九〇年二月に亡くなるまで短歌や文芸活動を精力的に行なった人物である。

愈は自叙伝『荊《いばら》』を一九七二年に出版しており、その韓国語版の出版記念会のために、三七年ぶりに祖国に渡ったのである。愈は、訪問の様子を『姶良野』第二九巻一号（一九七六年一月五日）に「故国訪問の旅を終えて」と題し、記している。その冒頭は次のような歌で始まっている。

踏みしめて今吾は立つ故郷に三十七年の歳月の果て

病み継げば父祖の地もたぬ者のごとこの日本の風土を愛す

韓国に一週間あまり滞在した愈であったが、冒頭にこの歌を記したことを愈は、「もはや自分は韓国人でもなく、日本人でもなく、情緒的にはその中間的な人間であるということを感じたから」であるとしている。

三七年ぶりに帰郷した祖国は、愈にとってどのようなものだったのだろうか。一九五〇年、まだ三五歳という若さで失明した愈は、韓国行きについても「祖国の土を踏んでみよう等とは夢にも思われず、ここを墳墓の地として心に決めて一日一日を暮らして来た」[3]という。そのことについて、愈は植民地期には「日本人」として生き、さらに解放後は「外国人」として生きざるを得ない身の上を語る。そして「病気の身体では、国に帰っても誰一人喜ぶものもないのは勿論」であると、嘆息まじりに「長年住みなれたところで一生を終ることが一番よい」[4]としている。

このような言葉を記した愈ではあったが、翌年に書かれた「母国訪問記」には、韓国を訪れた一週間の様子や自身の気持ちが詳細に綴られている[5]。

愈の母親は解放後、韓国で暮らしていたが、一五年前に亡くなっており、それ以降、愈は韓国の兄との文通も絶っていたという。しかし今回、祖国訪問に際してパスポートをとるために久しぶりに兄に手紙を出したところ、兄から戸籍謄本とともに再会を喜ぶ手紙が届いた。しかし、その時点では兄に失明したことを伝えておらず、愈は「目の見えない変り果てたわたしを見て、さぞかし驚くことであろう。その瞬間を思い描くと、もう私は涙ぐんでいるのであった」と切ない思いを吐露する。ここからは愈の兄に会いたいという思いと障害のある身体で会うことにより、兄を困らせるのではないかと逡巡する様子が想像される。

韓国に向かう飛行機に乗り込み、韓国の陸地が見えてきたことを機内で知らされるが、そこで愈は「激しい感動はなかった」と正直な気持ちを記す。「目が見えないせいだろうか。それとも長い闘病生活の果てに、感動というものを知らない人間になってしまったのだろうか」と自身に問いかけ、到着後も「ここはふるさと、ここはふるさと、と心のなかでくりかえし呟いていた」と回想している。愈は出迎えてくれた韓国救ライ会関係者への簡単な問いかけにも自然に言葉を返すことができなかった。母国語である朝鮮語を理解していたとしても、四三年という月日は愈に母国との隔たりを大きく感じさせることになったのである。

---

[3] 川野順「故国訪問の旅を終えて」『姶良野』第二九巻一号、星塚敬愛園入所者自治会、一九七六年一月、一七頁。
[4] 同右。
[5] 川野順「母国訪問記」『姶良野』第三〇巻三号、一九七七年七月。

その後、ソウルに移動し、愈は兄やその家族八人に出迎えられることになる。「おお弟よ、生きていたのか。手紙がないので、死んでいるかと思っていた」との兄の言葉に愈は手を握られたまま言葉につまり、涙を流すのみであった。

墓はソウルから南下した慶州近くにあった。愈は雨に濡れた草を踏んで土饅頭型のお墓まで登って行った。彼は墓参の様子を次のように記す。

わたしの足どりは軽く、四、五分程ものぼったとき、「着いたぞ」と兄から言われ、手を伸ばしてみた。俗に土饅頭と日本の人々が言う、韓国独特の塚である。わたしはそのまま、うつ伏せになって、さめざめと泣いた。暫くの間時間が流れた。

前の日、別れる時兄嫁に頼んでおいた物を持って途中から合流した者たちと一緒に、墓参の儀式が始まった。それが終わると、みんなは墓の前で、飲んだり食ったりする習わしになっていた。しかしわたしは、飲む気にも食べる気にもなれず、母の思い出に耽っていた。[6]

愈の父は、彼が小学校五年生の時に亡くなったという。その時三五歳であった母は、愈の兄弟たちを必死で育てたのだが、愈の弟一人は病死し、二人の弟も朝鮮戦争中に行方不明に、そして愈自身もハンセン病に罹ったことによって、母の悲しみに終わりはなかった。愈は母の存命中に失明したが、これ以上悲しませたくないという一心で、そのことはひたすら隠してきたのである。

愈は兄嫁から自宅に泊まるように勧められたが、宿泊することによって近所の噂になり、兄家族に迷惑がかかることを心配し、故郷にある宿に一泊した。家族が温かく迎えてくれても、自身の存在が家族に迷惑になることにつながるという危惧を抱く中での帰郷であった。

韓国滞在は、肉親との再会、墓参だけではなく日韓救ライ会の合同会議出席や、ハンセン病回復者が暮らす定着村の視察などで、忙しく過ぎていった。さらに自身の著書『荊』の韓国語版の出版記念会や還暦祝いが執り行われ、愈自身「身に余る光栄」「わたしの人生にとってクライマックスの日」[7]と言って感激している。

三七年ぶりの韓国滞在は愈にとっていかなるものであったのだろうか。タイトルにあるように「帰郷」というよりは、「訪問」という言葉が似合うものであったのではないか。前述したとおり、三七年の歳月は愈を「韓国人でもなく、日本人でもなく、情緒的にはその中間的な人間

[6] 前掲、「母国訪問記」、五頁。
[7] 前掲、「母国訪問記」、七頁。

であるということを感じ」させたのである。愈順凡にとって、韓国はすでに終の棲家ではなくなっていたのである。

それでは、金夏日や愈順凡のように、朝鮮半島にいる家族と再会できた人びとは他にもいたのだろうか。

一九七五年十二月一五日発行の『同盟支部報』第一五八号を見ると、韓国のハンセン病患者・回復者団体である韓星協同会を通した祖国訪問希望者募集の記事が掲載されている。記事によると、当時の同盟本部があった邑久光明園の朝鮮人入所者と韓星協同会会長の康柄元との話し合いによって次のような要領が決められた。

受入れ要領

一、一グループの人員は四人以内とする。

二、一グループの構成員は同道出身者、又は隣接道出身者で固めること。

三、宿泊は原則として、ソウル市内は旅館、その他の地域は農場（定着村）に民宿とする。

四、ソウル周辺の見学については、希望があれば協同会事務所員が案内する。

五、ソウル周辺以外の見学案内人については、各農場（定着村）と個別に折衝すること。

六、交通費、旅館民宿の宿食費、案内人への謝礼等、滞在中の諸経費一切は訪問者の負担とする。

この要領が出される前に、邑久光明園支部の九名が一九七五年一〇月一三日から二八日まで二週間の日程で祖国への訪問旅行を行なったことが、同号の『同盟支部報』に掲載されている。参加した鄭元采同盟委員長は、「母国訪問は永年の懸案でした。それが現実となった歓びは何物にも例えようがありません」[8]と喜びを語っている。

また、定着村や小鹿島のハンセン病療養所等の各地の訪問地で心温まる接待を受けたことに対し、韓星協同会会長の康柄元等への謝辞を述べていることから、その時に前記の祖国への訪問事業が決められたのだろう。

「母国のすさまじいばかりの発展振りと、その活力に目を奪われました。又、先達の培って来た素晴らしい文化遺産に心を踊らされました。私達は民族の誇りと自覚を一層高めて帰って来ました」と語る鄭の言葉からは、母国のいちじるしい発展を誇りに思うと同時に、多くの療養所に暮らす朝鮮人入所者にもその経験をさせたいとする思いが垣間見られる。

［8］『同盟支部報』第一五八号、一九七五年十二月一五日。

その後、他の療養所からも韓国への里帰りを果たしたとする声が聞かれるようになった。一九七六年一〇月二〇日からの日程で、長島愛生園入所者四名が祖国への里帰りを果たした記録が、金本炳斗と木村金市によって書かれている[9]。それによると、邑久光明園入所者たちと同様、韓星協同会を通して、三、四〇年ぶりに韓国に帰り、肉親と涙の再開を果たしたという。また、滞在中、小鹿島のハンセン病療養所と定着村の視察も行なっている。

祖国を訪れることは一番若い金本でさえ三三年ぶりで、最も長い者では四〇年ぶりであった。金本は「胸をわくわくさせながら」飛行機に乗り込み、空港で四人の内二人はそれぞれの家族に出迎えられて、家路についた。残された金本と木村の二名は定着村関係者と共に小鹿島や全州の定着村、釜山や光州、ソウルなど観光名所等をめぐり、故郷も訪問することとなった。金本は故郷で妹に会うことができたが、木村は故郷羅州に到着時に親戚に会うことができず、不安を抱えていたが、翌日甥らに会うことができ、肉親らがソウルにいることがわかった。ソウルで会った姪の話によると、肉親の間では木村は亡くなったと知らされていたという。ソウルでは兄やその他の肉親ともゆっくり会うことができ、多くの親戚に囲まれて木村は感激し、再会を喜んだ。その中でも一番嬉しかったことは、自分が死んだと聞いていた兄嫁が、必ず生きていることを信じ、祈ってくれていたことだと述べている。

このように一九七〇年代中盤に入ると、韓国のキリスト教関係者やハンセン病関係団体等の援助もあり、故郷への里帰りが可能になってきたことがわかる。

喜田清が著した『名ぐはし島の詩《うた》』(一九八七年)という長島愛生園の朝鮮人入所者への聞き書き集においても、長島愛生園に入所する朝鮮人の内、韓国側に家族が住む場合、自費で祖国に里帰りしていたことが記されている。それも全員が例外なく、三五年や四〇年ぶりという、実に半世紀に迫ろうという、気の遠くなるような年月を隔てての里帰りであったという。長島愛生園入所者も金夏日や愈順凡と同様、数十年を隔てての里帰りを果たしていたのである。

ところで、日本人入所者による故郷への里帰り事業は、一九六〇年代から各自治体レベルで行われていた。これは長期に及ぶ入所者に対し、地方自治体が家族にかわって「帰郷」を受け入れる事業である。バスによる故郷の名所への案内や、場合によっては肉親との面会の手はずを整えることも行なった。鳥取県が一九六四年に二泊三日で行なった事業が初めてのことであり、他県出身の入所者らも自身の都道府県担当者に要請を行い、実現していったという[10]。

[9] 金本炳斗・木村金市「祖国訪問から帰って」『愛生』長島愛生園、第三一巻三号、一九七七年三月。
[10] 森田竹次「私たちはやっぱり生きていた——福岡県人会里がえりの記」『愛生』第二三巻三号、一九六九年四月、四〇~四一頁。

このように徐々に社会との垣根が低くなる中で、朝鮮半島出身の入所者らの祖国への里帰りということが話題になっていった。しかし、本国と日本との関係や旅券取得等の事務手続きもあり、日本人以上に「里帰り」を行うことには困難が伴った。前述の二名は一九七〇年代に帰郷しているが、故郷から戸籍謄本を取り寄せるなどの事務手続きに加え、後遺症を持つ彼らに介助者が複数人付き、現地でも受け入れ態勢が整えられたからこそ実現したといえるだろう。

(二) 韓国への集団里帰り

朝鮮人入所者の本国への里帰りが集団で行われるようになったのは、いつ頃のことであったのだろうか。前述した喜田清は、一九八三年五月には、在日本大韓民国居留民団岡山県本部（以下、民団岡山本部）が特別な配慮をし、長島愛生園、邑久光明園の両療養所の朝鮮人入所者中、一度も祖国へ里帰りをしたことのない人を優先的に招き、祖国へのバスツアーを実施した事実を長島愛生園入所者から聞いている[11]。

一九八五年六月六日発行の『統一日報』によると、民団岡山本部が本国と十年越しで交渉を続けた結果が一九八三年五月の朝鮮人入所者三〇名による祖国訪問であったという。渡日後、数十年ぶりに祖国の土を踏んだ入所者たちは「生きて再び祖国に来られるなんて……」と涙を流して喜んだという。

当時の入所者の平均年齢は現在よりも若いとはいえ、すでに六〇代、七〇代となっており、長島愛生園と邑久光明園を合わせて一七〇人以上の朝鮮人入所者がまだ故郷へ行っていなかった。死ぬまでに祖国の土を踏みたいという入所者の願いをかなえるため、民団岡山本部としては再度の訪問を検討していた。しかし、この時に厚生省から国立療養所の患者が旅行に行くのはよろしくないとするクレームがついたという[12]。「らい予防法」が厳然と生きている当時としては集団で海外へ出るということ自体、異例のことであったのだろうが、時代錯誤な法律によって祖国の土を踏みたいと願う入所者の思いが断ち切られることは、彼ら彼女らが入所せざるを得なかった歴史的な経緯を踏まえるとあってはならないことだったはずである。

それでは実際に祖国に足を踏み入れた入所者は、どのような様子であったのだろうか。一九八三年五月十一日発行の『統一日報』にその時の様子が記されている。それによると、三四年間入所している七五歳の男性は、「日本のテレビでソウルの風景を見ながら、発展しているようすを知っていたが、直接目で確かめ、肌で感じて、ものすごい発展をとげていることが

［11］　喜田清『名ぐはし島の詩――長島愛生園に在日朝鮮人・韓国人を訪ねて』海声社、一九八七年、二二〇～二二二頁。
［12］　「死ぬ前に故郷へ行きたい」『統一日報』、一九八五年六月六日。

わかった。日本に帰ったら、周りの人に自慢したい」[13]と祖国の経済発展に大きな喜びを感じている。そこには、当時の韓国が日本に比べ、経済的には遅れているという認識があり、療養所で生活する中でも、どこかに劣等感を感じていたことが、こうした言葉となったのではないだろうか。

当時、オリンピックが初めて韓国で開催されることが決まり、韓国では急速な経済発展とともに街は活気に満ちていた。その中で、現在の北朝鮮が故郷である男性の高齢者は、「このすばらしい都市で開かれるソウルオリンピックに「北」も参加してくれたらいいんだが……。「北」と文通もできない今の南北分断状態がくやしい」[14]と語っていたという。

分断状態にある本国の状況が在日朝鮮人たちにも直接的に関わるため、このような言葉からは南半分における経済発展への喜びがある一方で、完全に心が晴れることのない心情が伝わる。本国の分断状態に影響されて療養所においても同じ朝鮮人同士が分裂し、断絶が生まれたかつての深刻な状況を思い描いたに違いない。

それでも韓国訪問に参加した入所者らはたくさんの思い出を心に残すこととなった。韓国到着後の当初は、里帰りの人びとと現地のバス運転手やガイドとの触れ合いも他人行儀であったのが、別れる時には双方抱き合い、涙を流して別れを惜しんだという[15]。祖国訪問では肉親が訪ねてこなかったなど寂しい思いをした入所者もいたというが[16]、祖国の人びとと触れ合う中で、ぷつりと切れていた本国との糸を新たに結びなおした者もいたのではないだろうか。

長島愛生園ではその後、祖国韓国から社会福祉施設の人たちをはじめ、学生や牧師、舞踏団などの訪問がたびたび行われ、交流が続いたのである[17]。

韓国への里帰りツアーはその後、全国の療養所に入所する在日同胞を対象に一九九二年十一月一六日から六日間の日程でも組まれ、民団岡山本部が外部の旅行代理店を通してホテルの手配をした。しかし、ハンセン病療養所の入所者であることにより、「受け入れられない」と宿泊を拒否するホテルが相次いだという。結局、釜山を含む数都市を訪問する当初の予定から、ソウルと慶州だけを訪れる計画へと縮小せざるを得なくなった。それにより参加者数も一五〇人規模から岡山県所在の二園約二〇名のみとなってしまったという[18]。

日本国内でも二〇〇三年にハンセン病療養所入所者への宿泊拒否事件が起こっているが、韓

[13] 「念願かない祖国の土踏む　岡山の同胞ハンセン病患者「帰国断念してた」」『統一日報』、一九八三年五月十一日。
[14] 前掲、「念願かない祖国の土踏む　岡山の同胞ハンセン病患者「帰国断念してた」」。
[15] 前掲、『名ぐはし島の詩』、二二〇～二二二頁。
[16] 前掲、「死ぬ前に故郷へ行きたい」。
[17] 前掲、『名ぐはし島の詩』、二二〇～二二二頁。
[18] 「在日韓国・朝鮮人ハンセン病患者　里帰りに〝偏見の壁〟」『毎日新聞』、一九九二年十一月一日。

国においても、ハンセン病や回復者への理解がいまだ進んでおらず、偏見が根強くあることがわかる。祖国でも拒否をされる朝鮮人入所者の心情は察するにあまりある。

祖国での宿泊拒否を受け、邑久光明園の韓国人互助会会長であった朴有鉉は、新聞記事の中で「日本人の場合、出身県が里帰り旅行を毎年主催しているが、同胞には何もない。最後の里帰りになる人もいたのに」[19]とのコメントを寄せている。

(三) 北朝鮮への帰郷

それでは韓国ではなく、北朝鮮への一次帰郷を果たした者はいたのだろうか。

一九八七年に家族が住む北朝鮮への訪問を果たした人物に、元星塚敬愛園入所者の大村健石(許健石)がいる。大村は一九四四年に鹿児島で生まれ、中学一年生であった一九五七年、星塚敬愛園に入所する。一九七二年、二七歳の時に退所し、鹿屋市で空瓶卸商を開業した。南九州新聞に毎週時事評論のコラムを掲載するコラムニストとしても活躍している[20]。

日本で生まれ育った大村は、日本の中で北朝鮮と日本との関係を見る限りにおいては、容易には北朝鮮に行けないと感じ、北朝鮮へ帰国したかもしれない親類や兄弟たちを探すことは完全にあきらめていたという。しかし一九八六年六月三〇日に突然、幼少期に近所に住んでいた

「お姉さん」と呼んで親しくしていた女性からの電話を受けとることになる。彼女の話によると、北朝鮮訪問時に偶然、大村の妹に再会し、妹から日本にいる兄の居場所を探してほしいと頼まれたという。そう頼まれた彼女は、日本へ帰国するとすぐに朝鮮総連に大村の調査を依頼し、この度の電話につながったというのだった。

電話を受け取った大村は、「まさか、あの北朝鮮に……」とこの時ほど北朝鮮が身近に感じられたことはなく、すぐにでも飛んでいきたい衝動にかられたという[21]。大村はわずか一三歳でハンセン病療養所に親や兄弟たちから離れて一人で入所したのだが、電話をかけてきた女性は、大村はとうの昔に「帰国」したものだと思っていたという。大村は電話を受け取りながら祖国とは何なのかと考えたという。

私にとって、今まで祖国とは一体なんであったであろうか。それは、言葉も知らず、一度も生活をしたことのない、無縁の別世界そのものであり、我々民間人が易々と行けると

［19］前掲、「在日韓国・朝鮮人ハンセン病患者　里帰りに〝偏見の壁〟」。
［20］「第一九回　ザ・インタビュー「社会復帰」」『姶良野』二〇一五秋季号、二〇一五年九月、三五〜三六頁。
［21］大村健石「祖国・北朝鮮へ」『姶良野』第四一巻一号、一九八八年一月、二七頁。

ころではないと聞かされていただけに、遠い雲の上の存在でしかなかった。[22]

日本で生まれ育った大村にとって「祖国」とは、「遠い雲の上の存在」でしかなかった。しかし、そこはこれまで会いたくても会えなかった肉親がいる場所でもあった。電話の最中も「現実に訪問できると知った時、私の胸は興奮で高なり、押さえるのに一苦労した。朝鮮に、そして、兄弟に三十年ぶりの夢をのせて再会できる。その機会がついにきたのだ」とその出来事を現実として受け止められないほどに期待に胸をふくらませる。

その後、北朝鮮への渡航手続きや旅券の発行などを終え、三〇〇人近くの祖国訪問団の一員として、新潟港から約二週間の祖国訪問の旅に出ることになるのである。

船は出港から三日目の朝に元山港に到着した。岸壁は乗客を待つ肉親らで熱気立っていた。国歌が流される中、背広やチマチョゴリに正装した乗客らは船の上から肉親を探した。

「船が岸壁に接岸すると、訪問団の中から泣き崩れる者、待機中の肉親に大声で船から確認する者、確認できるとその場で泣き伏す者、その表情は千差万別であった。しかし、永い歳月にわたって再会し得なかった者同士の、飾りっ気のない、人間の素直な感情がそこにはあった」[23]と大村はその状況を回想する。

そして、その時、群衆の中から大村に向かって旗を振る五、六人の人物を発見する。兄弟たちとは五時間後にピョンヤンで会うことになっていたため、まさか自分の兄弟が来ているとは思っていなかったが、彼らは「ゴンスー」と大村の朝鮮名を叫んでいたのだった。大村も「健一か、秋子か」と、思わず大声で叫ぶと、彼らは大きくうなずき、大村を手招きした。大村は一瞬呆然となり、嬉しさのあまり目からはこらえきれない大粒の涙がこぼれ落ちたのであった。泣き顔のまま朝鮮の大地に第一歩を踏みしめ、人びとの喜びと号泣の中、妹は大村を見つけ、人垣をかきわけて我先に駆け寄ってきたという。妹は大村の背広の襟に額を押し付けるなり、急に泣き出したのだった。「ただ泣くことによりいままでのやるせない気持ちをまぎらわしているようだった」[24]と大村は記している。弟たちも大村を囲むなり、片言の日本語で「兄さん、兄さん」と泣いた。そして大村自身も「流す涙で三十年間の空白が少しでも埋められるものなら、少しでも多くの涙をながそう」と、悲願であった再会の感激を回想している。

その後ホテルへ移動し、二時間の休憩時間が与えられたが、妹は赤い目のまま放心状態で大村の手を握り続け、兄は何から話してよいのか、目を天井に向けては話の糸口を探しているよ

[22] 前掲、「祖国・北朝鮮へ」、二七頁。
[23] 前掲、「祖国・北朝鮮へ」、二八～二九頁。
[24] 前掲、「祖国・北朝鮮へ」、二九頁。

うだったという。朝鮮戦争の休戦後からまだ数年しか経っていない時期に日本を引き上げた肉親らは、現地でアメリカ軍のすさまじい爆撃の爪痕に驚き、祖国の建設を夢見て帰国したものの、何から手をつけてよいのか途方にくれたという。

物の豊富な日本とは異なり、日用品や食料品にも事欠く生活を何年も続けたという妹に大村は胸を痛める。兄には当時の面影があったが、目はくぼみ、豊かな頬はしぼみ、暗い影ばかりがやけに目立った[25]。兄は北朝鮮に到着したばかりの頃の何もわからない状況に「帰れるものならすぐにでも日本に帰りたかった」と苦しかった当時のことを大村に伝えたが、今でも日本に帰りたいかと兄に聞くと、兄は「今は最低生活の保障や民族的差別もない。自分たちだけが片隅に追いやられることはない」と、大村を気遣ってかそのように答えたという。

希望を抱いて祖国建設のために「帰った」家族たちの苦労は数時間で語れるものではないだろう。しかし、北朝鮮の兄弟たちもまた、日本に残され必死で生きてきた大村の苦労を考えると胸が締め付けられたのではなかっただろうか。植民地支配から解放されたのもつかの間、祖国は分断され、また新たな苦悩が始まることとなった。国家や歴史のはざまに立たされた人びとは家族の分断も経験することになる。大村もまた、病気であったがために母と共に日本に残り、北朝鮮へ「帰国」した父や兄、妹たちと生き別れになってしまったのだった。

父の墓参りは兄弟だけではなく、他の多くの親戚と共に行われた。日本で暮らしていた元在日朝鮮人である親戚たちとも数十年ぶりに再会することができた。皆が大村との再会を喜んだが、残念ながら父との再会は果たすことができなかった。朝鮮式の墓は、韓国同様丸く土が盛られ、丘のようになっている。墓地まで行くでこぼこ道を何とか登り、中央に小さな石柱が埋められた墓の周りに親戚らが御馳走や酒を供えた。父の墓前で大村は次のように思った。

この墓の下に父はねむっている。それを想像するだけでも辛く、堪え難い一瞬であった。祖国の大地を踏むことも、父の墓前に立つことも絶対不可能と諦めていた自分が、日本海を越えて今この地に立っている。たとえ無言の対面でも、実現した喜びは「由」としてあまりあるものがあったはず。それでいて、心の片隅で、生きた姿で会いたかった、と乞い願う気持ちは、私の「欲」というものだろうか。[26]

「生きた姿で会いたかった」という願いを阻んだものは、南北の分断状況や日本と北朝鮮間の国交非樹立、彼がハンセン病回復者であったことであった。

[25] 大村健石「北朝鮮の大地を踏みしめて」『始良野』第四一巻三号、一九八八年七月、二六頁。
[26] 前掲、「北朝鮮の大地を踏みしめて」、三二頁。

父の墓に向かい、大村は、「お父さん一人で苦労しましたね。兄弟は皆元気ですよ。安心して下さい。私はお父さんの素晴らしい……」まで話すと涙声で感情が高ぶり、後は言葉にならず、両手両膝は地につけたまま、涙がポタポタと地にこぼれ落ちたという。周囲もすすり泣く中、生前酒好きであった父のために、万遍なく酒をまいた。

はたして大村は「祖国」で何を感じたのだろうか。自分や家族の意思に反して自由な往来が許されない状況への憤懣を通り越した諦念であったのだろうか。個人の意思とは関係なく、国家、民族、病気によって阻まれた壁はいまだに完全な解消には至っていない。

このように韓国や北朝鮮への帰国者は少なからず存在した。それでは「帰らない」という選択をした者の思いはいかなるものであったのだろうか。

前述した喜田清の聞き書き集に登場する在日一世の「宜寧《ぎねい》の人」と称される人物（韓国慶尚南道出身）は、祖国へ帰らないことを選択した。彼は里帰りした人たちなどから祖国の話を誰よりも熱心に聞くものの、彼自身は「祖国へは行かない」といつも言い、この瀬戸内海の小島にある長島愛生園の土になることを覚悟していると喜田に語った。

しかしながら喜田は、「宜寧の人」から発せられる祖国に対する望郷の思いは、「激情そのものである」と感じ取っている。それは「宜寧の人」がたびたび喜田に語る陶淵明の詩が祖国を思う詩だったからである。そして「宜寧の人」は喜田に「遠い時代、中国の詩人の一人がこのように自分の思いを詩に託したように、今の私は、気がつけば、いつも故郷の村の栗の花と洛東江の流れを思っています」と語ったのである[27]。

「らい予防法」だけではなく、南北分断、日本と国交がないがゆえに、祖国との自由な往来を阻まれていた朝鮮人入所者の中でも、とりわけ在日一世の祖国への思いは強かったはずである。それはかつての故郷ということだけではなく、その上に家族への思いが重なるものであったからに違いない。

二　ここ日本の地で

(一)　アリランの会

朝鮮の民族衣装であるチマチョゴリに身を包み、楽しそうに踊る在日朝鮮人女性入所者の姿

[27]　前掲、『名ぐはし島の詩』、二二〇〜二二二頁。

が八〇年代前半の写真に写し出されている。多磨全生園の互助会主催のお花見会で楽しそうに踊る女性たちである。民族団体による慰問が増えるに従い、いつしか入所者も「華やかな衣装を身に着けて、民族舞踊を踊りたい」という気持ちをふくらませていった。

互助会のお花見会にいつも慰問に来てくれていた舞踏家である金順子に、朴守連（宮崎淑子）は相談を持ちかけた。

先生、私達ハルモニたちは、ふるさとが懐かしいと思うし、きれいな衣装を着て踊りたいと思います。それに、体を動かすことは運動にもなると思うので、ぜひ、私達にも踊りを教えてもらえないでしょうか。[28]

これがきっかけとなり、一九九〇年七月一七日、「アリランの会」は発足した。当初の参加者は十数人であったが、その後、会員は二〇人を超え、園内の厚生会館で月一回、多い時には週一回のペースで練習を行なってきた。

会発足から約一年後、「アリランの会」は新聞取材を受けるまでとなった。新聞記事には互助会六十周年記念行事に民族舞踊を披露するため、懸命に練習を続ける会員たちの姿が次のように記されている。

アリランの会朴守連会長や会員らは四月十一日に企画している互助会六十周年記念行事に民族舞踊を発表するのに懸命の練習をしている。金順子さんは毎週月曜の一時から三時までの時間をここ「全生園」で舞踊指導をするが、「上手・下手でなく心で踊ること。いっときでも故郷を感じてくれればそれで良い」と語り、踊り好きの会員たちにリズムの基本やチャンゴのたたき方などを教えている。

会員たちの平均年齢は六十七歳。「年を取ってきたからいつまで続くか」とか、「若い人がいないから」とかちょっと不安気な面も見せていたが、寒中神経痛が出るといった病気にも負けず、真剣に練習に取り組んでいた。[29]

舞踊家の金順子はボランティアで女性たちを熱心に指導し、会員たちも必死に踊りを習得しようとした。そして当日を迎えることとなる。前日はほとんど眠れなかったと会長の朴守連が語っているように、他の会員たちも心配と興奮が入り混じった中で当日を迎えたに違いない。

[28] 朴守連（宮崎淑子）さんからの聞き取り（二〇一七年十一月二十一日）。
[29] 「民族の情感抑え難く　舞踊練習に汗一年」『統一日報』、一九九一年一月三〇日。

その時の様子を新聞記事から紹介しよう。

オープニングを飾ったのは舞踊「チョナムサンゴリ」。舞台に立ったオモニの中には不自由な足を引きずるようにしながら踊る姿も見られた。それぞれが思い思いに民族の情感を表現するせいか、統一性は見られない。むしろ、祖国に思いをはせ、自分自身でかみしめているかのようだった。[30]

障害を持った不自由な身体をおしながら懸命に民族音楽に合わせて踊る様を見た観客の中には、六〇人余りの同胞入所者もいた。踊る彼女らの姿に、異国の地で病に侵され、療養所に入ることを余儀なくされた自分自身を重ねた者もいただろう。その中には八〇歳を超える在日朝鮮人入所者である金晴光もいた。本来ならば病室を出られない身であった金は看護師に付き添われ、車イスに乗り最前列で鑑賞したのだった[31]。舞踊に続き、チャンゴ（杖鼓）や朝鮮の民族歌謡など、来場者を喜ばせる演目が続いた。

朴守連は会場の様子について「園内の公演会では、互助会の人達は必ず駆けつけてくれ、「チョッター！」（いいぞ！）と言って、見てくれた」[32]と語る。朝鮮人入所者は自らの記憶にある「朝鮮」文化を家族との思い出から呼び起こし、郷愁に浸りながら鑑賞していたのだろう。また、朴が「日本人もきれいな衣装と踊りに喜んでくれた」[33]と回想するように、日本人もそうした華やかなステージにくぎ付けとなったのである。

公演に出演した「アリランの会」会員たちの様子について、新聞記事からもう少し見ていくこととする。

「韓国人（朝鮮人）としてのハンディの上に、病は治ってなお世間の無理解に苦しんだ体験の持ち主たちだけに、民族舞踊を通しての生まれて初めての〝表〟舞台を終えて、万感の涙を流す姿がそこここに見られた」[34]と公演を終えた会員たちの様子を伝えている。

難易度の高い舞踊に挑戦し、達成したことによる感動の涙だけではなく、これまで「見る側」であった民族舞踊を自分のものとして獲得し、観客から喝采を受けた経験は、表現できないほどの誇らしさに満ち溢れたのではないだろうか。

日本で生まれ育った在日二世であり、会員の中で当時四〇代という最も若手であった金美智

[30]「「涙の民族舞踊」〝初舞台〟」『統一日報』、一九九一年四月十二日。
[31]同右。
[32]前掲、朴守連（宮崎淑子）さんからの聞き取り。
[33]同右。
[34]前掲、「「涙の民族舞踊」〝初舞台〟」。

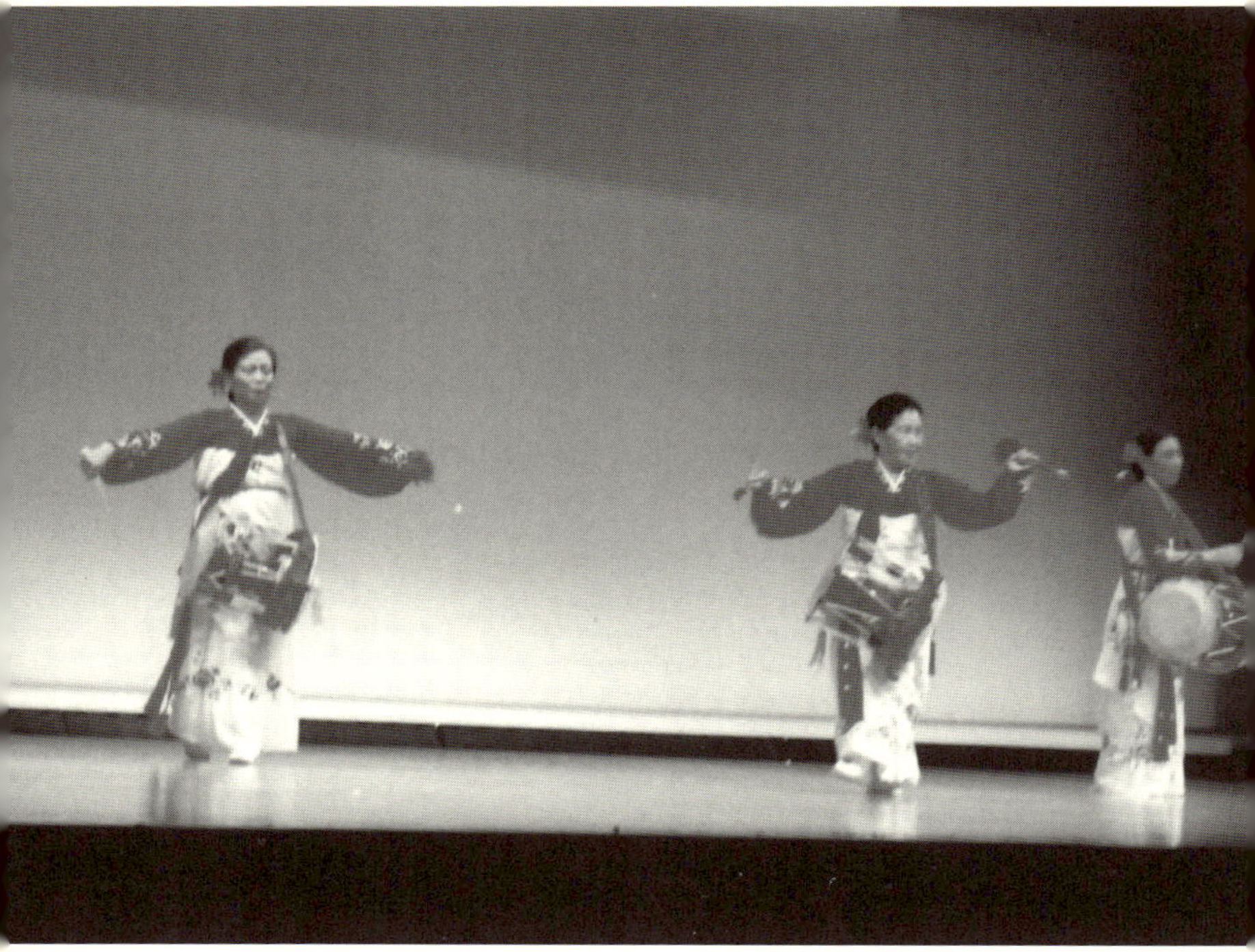

「アリランの会」公演の様子
（1999年頃／個人蔵）

子は公演後、「やっぱり血は争えない、なにかひとつ国のものを知りたいと思っていた」[35]と述べている。「朝鮮」で生活をしたことのない在日二世にとって「アリランの会」で朝鮮舞踊に触れたことは、自分自身における「民族」を探り、取り戻す経験であったのかもしれない。

その後も「アリランの会」は精力的に活動を続け、一九九五年一〇月十一日には、金順子伝統芸術研究院、多磨カラオケクラブ、どんぐり会等の後援を受け、園内のステージ公演を単独で行うまでとなった。内容は扇の舞、小鼓舞、宮中舞など伝統舞踊の他、各協力団体によるカラオケが続き、好評を博したという[36]。

さらに毎年文化の日に合わせて開催される多磨全生園の文化祭では、次に記されるように、きれいな民族衣装を着て、園内を練り歩くことも行なったという。

> アリラン会（ママ）も昨年に引きつづき「農者は天下の大本」ののぼりを先頭に、色彩豊かな民族服に身をつつみ男女二七人がチャンゴ、ドラを打ちならし、踊りながら中央道路を往復

---

[35] 前掲、「「涙の民族舞踊」〝初舞台〟」。
[36] 『同盟支部報』第二四七号、一九九五年十一月一七日。

し盛大な拍手を浴びました。[37]

このように賑やかに園内を練り歩き、人びとを楽しませている様子が伝わる。さらにこの時は、会員や金順子舞踊団のメンバーだけではなく、次のように多磨全生園の看護師や看護学生も参加している。

今年はアリラン会《（ママ）》、金順子舞踊団の他に、園内で参加者を呼びかけたところ、正副看護部長を始め、看護学校の生徒など十名、その他の申し込みがあり、チマ・チョゴリが足らなくなり、急遽外部から五人分を借用して間に合わせました。参加者はそれぞれ忙しい身で練習は当日午前中のわずかな時間だけでしたが、いざ本番となると、〝女は度胸〟とばかり、それなりに堂々たる踊りっぷりで、沿道の観客からさかんな声援を受けました。[38]

用意していた衣装が足りなくなるほど、参加希望者が集まり、在日朝鮮人入所者だけではなく、園内の職員らも含めて非常に楽しい時を過ごした様子が伝わる。急遽必要となった貸衣装だが、これについて朴守連は、「当時、入所者自治会会長であった平澤保治さんからも資金援助をしていただいた」と回想しており、入所者自治会など他の入所者からも好意的に受け止められていたことがわかる。

『同盟支部報』において「アリランの会」の活動を紹介したところ、他園の在日朝鮮人入所者からも次のような称賛の声が寄せられた。

金順子舞踏団の賛助出演もあって、全生園祭りで「農楽」の写真がすばらしくとても感動を覚えたのです。多磨支部の皆さんが民族の誇りと農楽と韓国舞踏にかける、たゆまぬ努力と情熱とが送って頂いた写真によって、うかがい知ることができました。農楽は目まぐるしく踊りまくる、高度なテクニックを要するのもありますが、誰でもが楽しく踊れる庶民の踊りとして、五穀豊穣を祈願し、豊作を喜び合う、時代を超え愛されている代表的な舞楽で、韓国特有のリズムと軽さの中にその旋律は哀愁を誘い望郷への思いをなお一層かりたてられるのではないでしょうか。[39]

[37] 前掲、『同盟支部報』第二四七号。
[38] 同右。
[39] 「支部だより　長島支部（槿友会）」『同盟支部報』第二四四号、一九九五年一月二三日。

また、菊池恵楓園の在日朝鮮人入所者からも次のような感想が寄せられた。

昔、同盟が組織された頃、当支部でも全国支部に先駆けて農楽団を結成し、華々しく公会堂で踊った記憶がありますが、その気力も今は完全老化し、ただ貴アリランチームの楽しそうな写真を羨望の眼差しで眺めるばかりです、これからも高齢に負けず頑張り続けて下さい。[40]

一九九〇年代に入ると、ますます園内では高齢化が進み、在日朝鮮人入所者数も減少することとなった。かつて、賑わいを見せた同胞入所者同士の集いを持つことが難しくなってきた療養所では「アリランの会」のような活動を羨ましく思うと同時に、同世代の同胞入所者による活発な活動はかつての自分たちを思い出し、励みにもなったのではないだろうか。

公演一回につき、衣装替えを三回ほど行うなど、本格的なステージにこだわった「アリランの会」であるが、会員の高齢化に伴い、二〇〇五年頃を最後に活動は休止することとなった。しかし、今でも朴守連が嬉しそうに語るように、多磨全生園の在日朝鮮人入所者にとっては忘れられないほどに情熱を燃やし、精力を傾けた「青春」の日々であったに違いない。

ところで、一九九〇年代に入り、在日朝鮮人入所者たちの生活はいかなる変化をとげたのだろうか。かつて年金による経済格差是正運動を行なっていた時とは異なり、各療養所入所者同士の近況報告や本国の状況についての新聞記事紹介など、『同盟支部報』は全国の会員を結ぶ情報誌としての性格が強くなっていった。一方で総連や民団からの連絡を『同盟支部報』を通して全国に伝えるだけではなく、各地に住む在日同胞への生活援助や本国への災害支援等を呼びかけ、ハンセン病療養所入所者としてよりは、同じ同胞として在日朝鮮人が抱える問題に積極的に協力し、つながろうとする様が見受けられる。

同盟本部が多磨全生園に置かれてからは、同盟の委員長は変われども、その執筆は金相権（佐川修）が継続して担った。各園からの近況を報告し合う「支部だより」は各園からの報告量不足もあり、おのずと多磨全生園の実情についての報告記事が増えていくことになったが、他園からは自園の近況報告だけではなく、多磨全生園からの報告記事に対する感想が掲載されることもあった。直接会うことは難しくなっていっても、この媒体を通して全国各園の在日朝鮮人入所者には情報が伝えられ、また、その情報がどのように受け取られたかということも伝えられた。ここではいくつかの記事を通して、当時の入所者の様子を見ていくことにする。

［40］「支部だより　菊池支部（友愛会）」『同盟支部報』第二四四号、一九九五年一月二三日。

(二) 外部からの慰問公演

『同盟支部報』を見ていくと、一九九〇年代に入り、外部からの慰問公演についての記事が増えていく。特に多磨全生園には韓国の舞踏団や在日朝鮮人舞踏家による慰問公演がたびたび行われるようになっていた。

一九九二年八月十二日の『同盟支部報』には、韓国大邱市の舞踏団一行二二名が多磨全生園に慰問公演に訪れ、全生園公会堂において開催されたことが記されている。一行は同胞入所者だけではなく、自治会の協力もあり、面会人宿泊所にて宿泊し、公演終了後には舞踏団と互助会との懇親会が五十数名の参加者によって開かれた。「食事の後、双方からオケなしの韓国の歌を次々と披露、最後は全員が輪になって腕を組み、アリランやチンチンナーを歌い踊り、最高に盛り上がり楽しい交流が出来ました」と伝えている。

また、多磨全生園には歌や踊りの慰問公演だけではなく、大韓キリスト教会の人びとや在日韓国人学生の訪問もあった。「在日学生ら男女十二名は互助会会員三二名とともに、日常生活や学校のこと、偏見や差別問題などを語り合い、食事を共にした。その後、学生たちの朝鮮伝統の農楽(踊り)やカラオケを行い、楽しく過ごした」[41]という記載もあり、在日朝鮮人入所者と交流を持ちたいとする来園者が増えていたことがわかる。同時に在日朝鮮人入所者にとっても、大変楽しい時間を過ごしたことがうかがえる。

多磨全生園以外の園でも慰問公演や来訪者はたびたびあった。長島愛生園では次のように一九九三年十一月十一日に在日同胞の歌劇団による慰問公演があった。

支部だより　長島支部・槿友会会長　南善浩

当愛生園でも、去る十一月十一日に朝鮮総連岡山県本部の斡旋で金剛山歌劇団一行十五名による歌と舞踊の慰問公演が福祉会館で午後一時三十分から行われました。当日は、朝からの激しい雨が降り続き、案じておりましたけれども、昼過ぎころには小降りになり雨の中にもかかわらず、邑久支部互助会員、入園者の日本人療友、槿友会員合せて一〇〇名以上にのぼる大勢の入場者でした。以前は、民団岡山県地方本部のご厚意により、年に一度位は同胞芸能の慰問がありましたが、最近は、ここ五年程あまり観る機会にめぐまれなかったので、この度の金剛山歌劇団公演はとても楽しみにしておりました。[42]

［41］『同盟支部報』第二三七号、一九九二年二月一五日。
［42］『同盟支部報』第二四〇号、一九九四年三月四日。

このように、長島愛生園、邑久光明園の在日朝鮮人入所者たちは民族歌謡を歌う鮮やかな民族衣装に身を包んだ同胞歌手や舞踏家の姿を目にし、大いに楽しんだことがうかがえる。そして在日朝鮮人入所者だけではなく、日本人入所者も含めて大勢の来場者を呼び、大盛況であったことがわかる。

また、橋がかかったとはいえ、岡山市内からも遠く離れている場所に位置する両園では、音楽や演劇などの公演を見に行きたくとも容易には行けないことを考えると、なおさらこうした慰問公演を楽しみにしていたことが記事の後半部分からも読み取れる。

他に栗生楽泉園でも総連群馬県本部より北関東朝鮮歌舞団による慰問公演が、一九九四年五月一九日に午後一時から二時までの一時間、同園中央会館で開催された。[43]

一九九六年に入ると、長島愛生園の入所者らは、総連から金剛山歌劇団の公演招待を受け、今度は岡山市内の会場に出向き、公演を楽しんだ。その様子は次の通りである。

支部だより（長島支部）　金城元奎支部長

去る十一月二十一日には、岡山シンフォニーホールに於いて、金剛山歌劇団岡山公演に、朝鮮人総連合会（在日）岡山県岡山支部の朴忠吉委員長より、入園者の日本人六名と会員十七名計二十三名が招待を受けました。第一部は、静かに「更けゆく」ピョンヤンの夜の歌舞にはじまり、第二部はフィナーレの全員で踊る、「農楽の舞」と舞台一ぱいに写し出されるスクリーンは、祖国の山河四季折々の風景に魅了されて大ホールは満席の拍手と歓声のアンコールにこたえて再演のシーンもあり、公演二時間三十分は時の過ぎゆくのも忘れる程でした。[44]

観劇による余韻そのままにその時の感動を詳細に叙述している。そこには単に芸術的レベルの高さゆえに心を打たれたのではなく、かつて親しんだ民族舞踊や音楽が遠い故郷や家族を思い起こさせたからに違いない。二時間三〇分という決して短くはない時間も「時の過ぎゆくのも忘れる程」であったのである。

一九九六年には園外に出向いて金剛山歌劇団の公演を楽しんだ。多磨全生園の在日朝鮮人入所者ら他三二名は六月八日、立川市民会館大ホールで開催された金剛山歌劇団公演を鑑賞する

[43]『同盟支部報』第二四二号、一九九四年五月十二日。
[44]『同盟支部報』第二四八号、一九九六年一月十一日。

ため、施設の大型バスで出向き、二時間半、歌と踊りを存分に楽しんで帰ったとある。[45]

(三)　在日同胞、本国への支援活動

それでは、この時期、在日朝鮮人入所者と一般の在日同胞、本国との関係はいかなるものであったのだろうか。九〇年代以前と同様、そのつながりは同胞団体である民団や総連との関わりによっていたといえる。

例えば、一九九四年三月二四日に発行された『同盟支部報』第二四一号には、同盟本部は全国の支部あてに朝鮮総連から協力依頼された朝鮮学校への通学定期券、大学入学資格等に対する差別待遇を改善することや、年金給付の対象者から外されている在日朝鮮人への処遇改善を国に訴える署名協力を求めている。

「多くの各自治体段階では、人道的な立場から教育面や、国民年金に伴う福祉面において、何らかの補助、給付を行っているのに、国段階では未だ何らの対策もなされておりません。外国人でも同じように税金を納めており、特に在日韓国・朝鮮人は一般外国人とは異なる歴史的な特殊事情があることを考慮して速やかにこれらの問題を解決してほしいと思います」とし、本部は署名用紙五一〇名分を預かり、各園へ配布している。さらに「署名は、同胞会員以外、日

本人療友にもぜひ協力してもらって下さい」というように日本人への協力も積極的に求めている[46]。

そしてその結果、「各支部とも日本人療友や職員等より多くの署名を集められたことに敬意を表する次第です」というように、同じ療養所の日本人や職員からも多くの署名が集まり、翌号の第二四二号の『同盟支部報』で署名協力に対する謝辞が述べられている[47]。

このようにたとえ療養所にいながらであっても、一般社会の在日同胞に降りかかる差別待遇に対し、自分たちのことのように憤りをもって主張をしている。かつて、年金問題で闘ってきた在日朝鮮人入所者は、一般社会における在日同胞についても心を配り、共に闘うことを選択したのである。

それでは、本国に対してはいかなる活動を行なったのだろうか。

一九九六年一〇月一五日発行の『同盟支部報』第二五一号で、同盟本部は北朝鮮への水害救援カンパを全国の同胞入所者に呼びかけている。集中豪雨で被害を受けた北朝鮮に対し、朝鮮

[45]『同盟支部報』第二五〇号、一九九六年八月二三日。
[46]『同盟支部報』第二四一号、一九九四年三月二四日。
[47]『同盟支部報』第二四二号、一九九四年五月十二日。

総連や日本の各団体からの支援活動だけではなく、「私たちも同胞として何らかの支援をすべきではないかと思います」とし、「本部では相談の結果、同盟全支部会員に呼びかけ、一人一口千円以上の救援カンパをお願いすることに致しました」として、カンパを集めた。その結果、全国支部から一〇〇万円が集まった。これに対し、同盟本部は各支部の協力に謝辞を述べている[48]。

じつは本国の災害支援については、これが初めてではなかった。

一九八四年九月一日から二日にかけてソウルと韓国中部を中心に襲った集中豪雨は各地に大きな被害を及ぼした。これに対し、同盟本部は、北朝鮮赤十字社ならびに日本政府が人道的な立場から救援物資を送ると発表したことを紹介し、「つきましては療養の身ではありますが、祖国の大水害に対し、私たちも傍観するのではなく、幾分なりとも気持ちをあらわしたい」と、全国の同盟会員にカンパを訴えている。カンパは取りまとめられ、民団中央本部を通して韓国に送ってもらうことにすると述べている[49]。

同盟本部からの呼びかけの結果、この時も多額の寄付が集まった。韓国水害カンパについて、各支部とも積極的な賛意による協力で総額一一五万九〇〇〇円が集まったのである。これに対し、カンパを呼びかけた本部員は「深く感動致しております」と述べている。民団本部でカンパを渡した本部員たちは、民団の丁海龍事務総長より「皆さんも困っておられるのに本当に感謝致します。皆さんの気持はカンパと共に本国に十分お伝え致します」と大きな感謝の言葉を受け取ったのである[50]。

これらの事例において驚くべき点は、内容は異なれども、同盟本部の求めに対し、大変すばやい動きであるということである。こうした動きはこれまでの同盟としての活動があるからこそ成し得たことなのではないかと考えられる。ここに療養所における自らの要望を要請することにとどまらない活動のあり方が見られるのである。はたしてそれはなぜだろうか。

朝鮮人入所者らは、本国や日本の在日朝鮮人社会とは引き離されたハンセン病療養所で生きることになったとしても、自らが帰属すべき場所は本国や在日朝鮮人社会だとする意識を強く持っていたのではないだろうか。その帰属を求める意識は、本来自らがいるべき場所から隔絶されてしまったがゆえに、よりいっそう強いものになったのだと思われる。

ハンセン病療養所における朝鮮人は、「ハンセン病療養所」という場で、在日する「自らの存在そのもの」を生きたのである。

[48]『同盟支部報』第二五一号、一九九六年一〇月一五日。
[49]『同盟支部報』第一九九号、一九八四年九月一三日。
[50]『同盟支部報』第二〇〇号、一九八四年一〇月三一日。

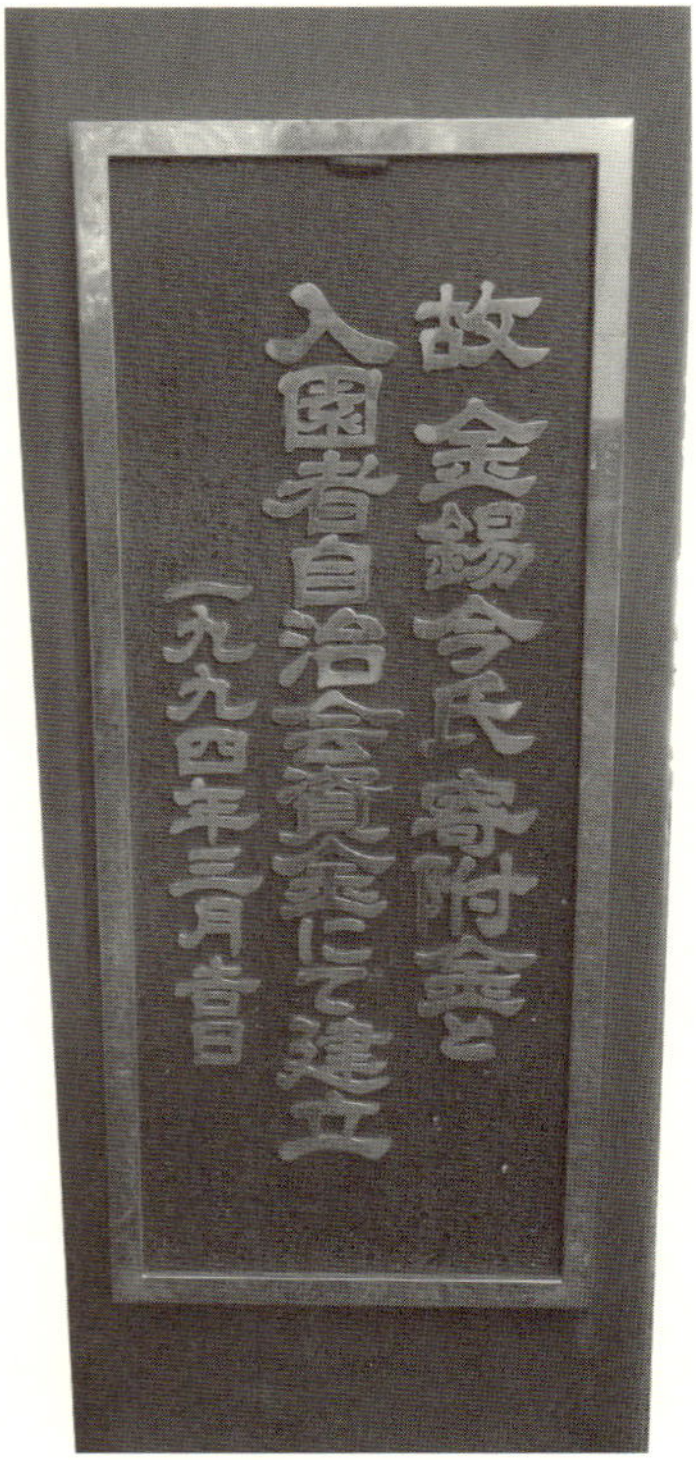

■多磨全生園内の納骨堂の屋根は，自治会と共に在日朝鮮人入所者・金錫今氏からの寄付によるものだと人知れず伝えるプレート（納骨堂の裏手に建つ）．

あとがき

■らい予防法廃止に対して

一九九六年、ハンセン病患者・回復者を長年、しばりつけていた「らい予防法」が廃止された。はたして在日朝鮮人入所者はそれに対し、どのような反応を示したのだろうか。

「らい予防法」の廃止について、『同盟支部報』には次のような声が掲載されている。

そして今、我々が最も関心を寄せています、「らい予防法問題」であり――厚生省は来年の通常国会に同法の廃止を全国の療養所にいる在園者の生活保障などを盛り込んだ法案を提出する――云々と……テレビ、ラジオ、新聞等で盛んに報道され一歩前進とは云え、またゝ《(ママ)》不安は残りますが、今後の成り行きを見まもりたいと思います。[1]

［1］「支部だより　長島支部」『同盟支部報』第二四八号、一九九六年一月十一日。

戦後、一九五三年に新たに施行された「らい予防法」は一九九六年までの長きにわたり、病気が治った回復者までもをしばりつけるものであった。法律の廃止は、喜びを伴うものであり、その声は同『同盟支部報』の「あとがき」に記される通りである。

今年は、全患協の悲願ともいえる「らい予防法」が廃止され、差別と偏見をなくし、新法制定により人間性を回復する〝人権元年〟の年となりそうです。平均年齢七十才といわれるハ病療養所の中で、残された人生をお互い精一杯頑張りましょう。[2]

一方、喜びとともに入所者は新たな不安をも抱くこととなる。それは「らい予防法」廃止によって、在園保障がなくなるのではないかということであった。そのため、先の『同盟支部報』に掲載された声は、法律の廃止とともに「在園者の生活保障などを盛り込んだ法案を提出する」ということにも触れている。この時点では「不安は残る」としながらも、その後の成り行きを見守りたいとしている。

一九五〇年代には世界では外来治療が始まり、一九八〇年代には現在と同様の多剤併用療法（数種類の薬剤を併用して治療する方法）が確立されたことを踏まえると、あまりにも遅すぎる廃止であった。長年、療養所に入所しなければ治療が受けられない、「療養所中心主義」をとった日本では、在日朝鮮人入所者もまた日本人同様の道を歩まなければならなかった。もっと早くに「治癒」した者は当然、社会復帰ができるとされたならば、「在園保障」を願う状況にはなっていなかっただろう。療養所に隔離された回復者らは、法律廃止によりその身が解き放たれたとしても、療養所以外にその身の置き場を選択することは難しくなってしまったのである。

■国家賠償請求訴訟と在日朝鮮人

「らい予防法」という法律は廃止とし、国は社会復帰支援策を講じる一方、それまでの誤った政策への補償は何も行わないままだった。そうした国の姿勢に対して、「らい予防法」違憲国家賠償請求訴訟が、一九九八年、九州にある星塚敬愛園、菊池恵楓園の入所者一三名によって始められた。その後、全国に国賠訴訟の動きが広がり、二〇〇一年五月十一日、熊本地裁で原告勝訴の判決が出され、国の控訴断念により、原告側勝訴が確定。それに続く和解が成立することとなったのである。

［2］「あとがき」『同盟支部報』第二四八号、一九九六年一月十一日。

在日朝鮮人入所者にとってもそれは大きな喜びであった。原告団の一人として裁判に関わっていた李衛（国本衛）は、「人間の甦りとともに、日本の歴史を変えた一日でもあった。それらは、多くの国民の正しい判断と熱い声援があったからだ。歴史を変えた日に生き残れたことは、わたしにとってこの上ない幸いであったと思う」[3]と回想している。

この判決において特筆すべきは、多くの国賠訴訟で壁となっている国籍条項や除斥期間（時効）、さらに日韓条約上の請求権などが適用されなかった点である。それは、かつての年金闘争とは異なり、たとえ日本国籍でなくても差別なく救済されることを意味した。このことは他の戦後補償問題においても画期的な前例として大きな前進をとげたといえる。

二〇〇一年六月二二日には、「ハンセン病療養所入所者等に対する補償金の支給等に関する法律」が施行され、入所者だけではなく退所者や非入所者への補償金の支払いがなされた。

しかし、その対象には当初、植民地期に同じく日本の政策により被害を受けた韓国の小鹿《ソロク》島病院や台湾楽生院の入所者らは含まれていなかった。その後、国内外の声の高まりを背景に、二〇〇三年、国立小鹿島病院の入所者一一七名が補償を求め、賠償請求していくこととなる。当初厚労省は国外の療養所であるという理由から請求を棄却したのだが、それを不服とした入所者らは棄却の取消しを求め、日本政府を相手に訴訟を起こしたのである。同時に台湾楽生院の入所者らも闘いに身を投じたのであった。そうした闘いの結果、韓国の小鹿島病院や台湾楽生院の入所者らも補償金支給の対象となったのである。

二〇〇八年には各園で不安のない生活と医療を保障するために、「ハンセン病問題の解決の促進に関する法律」が約九三万もの署名によって議員立法として成立し、療養所の地域への開放等が条文として盛り込まれ、地域の中で療養所入所者が孤立しない取組みが進められている。多磨全生園、菊池恵楓園には保育園が、邑久光明園には特別養護老人ホームが、そして星塚敬愛園には障害者福祉施設が開設された。他園においても将来構想が課題となっており、より一層の社会の側からのつながりや共生のための取組みが求められている。さらには、回復者家族への被害補償を求める声もあがっている。

かつて七〇〇名を超えた在日朝鮮人入所者は、現在ではその一四分の一を数えるのみである。有効な治療方法が確立した今、ハンセン病患者・回復者の存在や歴史までもが「解決済み」として、世間から忘れ去られることの危険性は、また新たな「無知」による被害事例を重ねることと無縁ではない。社会における排外主義はいまなお、脅威として存在しているのである。在日朝鮮人ハンセン病患者・回復者が歩んできた道のりを今一度その警鐘として捉えなければならないと思うのである。

［3］ 国本衛『生きる日、燃ゆる日』毎日新聞社、二〇〇三年、二一四頁。

◆　◆　◆

ここで、本書の「まえがき」で触れた「若い在日カメラマン」について記しておきたい。その人物は、今は亡き趙根在さんのことである。ご本人に直接お会いすることはできなかったが、奥様の齋藤君子さんのご協力もあり、趙さんの貴重な仕事の数々を知ることとなった。趙さんの仕事を知らなければ、金成大さんをはじめ、多くの入所者に出会うことができなかっただろう。

一九三三年に愛知県に生まれた趙根在さんは貧しい家庭に育ち、家計を助けるために一五歳の時から亜炭鉱山で働いた。死を意識させられる事故と隣り合わせの危険な仕事であったため、光の射す地上への脱出願望を日に日に募らせていった。こうした苦しい経験を経て、その後、上京する。映画プロダクションに所属し、照明の仕事につくこととなった。そこで初めて多磨全生園を訪れ、在日朝鮮人入所者に出会い、「ここの人たちはかつて私が地底で体験したような出口のない闇のなかに閉じ込められているのだ」と強い衝撃を受けたのである。その闇から脱け出したいという入所者の切なる願いを、社会に伝えることこそ自分の使命だと確信し、それをきっかけにして初めてカメラを手にした。以後、二〇年以上にわたって全国の療養所一〇ヶ所に通い、入所者と寝食を共にしながら撮り続けた写真は二万点にも及んだのである。どの写

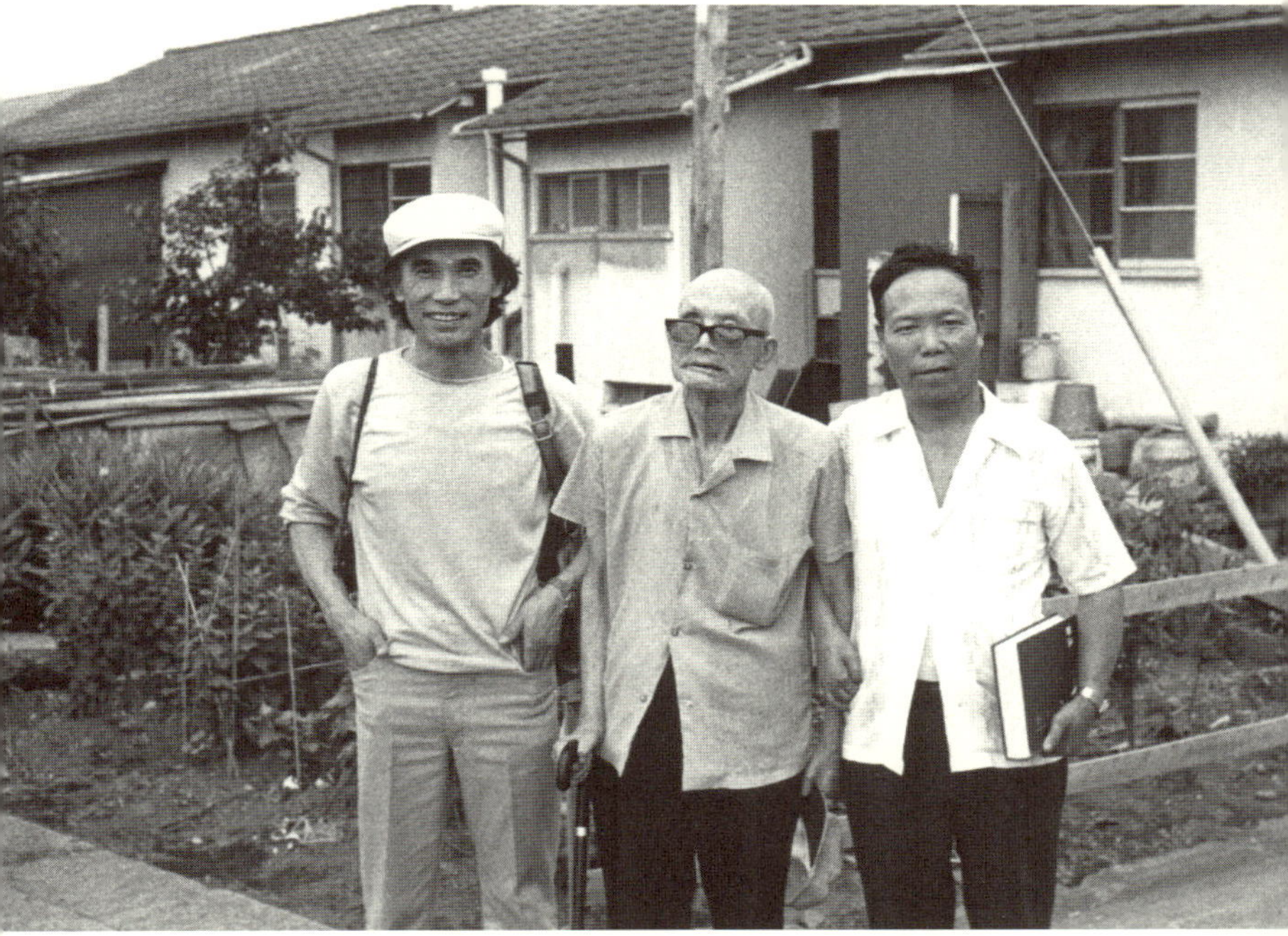

左から趙根在，文守奉，金相権
（1981年／国立ハンセン病資料館蔵）

真からも彼が入所者との深い信頼関係を結んでいたことがうかがえる。彼をそこまで突き動かしたのは、自らの辛く苦しい体験によって生み出された入所者に対する深い共感だったに違いない。

「在日朝鮮人とハンセン病」というテーマは私にとって非常に大切なものであると同時に、重く、引き受けることに大変困難を伴うものであった。同時に仕事とは別にこのテーマに取り組むことは時間的にも厳しいものがあった。また、在日朝鮮人入所者の多くは「日本名」を名乗らざるを得ない状況に置かれたため、その同定も容易ではなかった。まだまだ書ききれなかったことが多い。趙根在さんがお元気であれば、叱責されるに違いない。

そんな私を、本書に登場してくださった方々をはじめ、多くのハンセン病回復者のみなさまや関係者の方々はあたたかく迎え入れ、励まし、さまざまなお話を聞かせてくださった。まずは、ご協力いただいたすべてのみなさまに心より感謝申し上げたい。ここで、すべての方のお名前をあげて、感謝申し上げたい次第だが、残念ながらそれはできないため、心よりの感謝の意をこの場を借りてお伝えする。

本文中にも記したが、私のハンセン病回復者との出会いは、大学の時の授業がきっかけであった。その時、高松宮記念ハンセン病資料館を見学し、そこで学生たちの対応をしてくださったのが、金相権（佐川修）さんであった。博物館学芸員になりたいと漠然と思っていた私にとっては、ハンセン病資料館やそこで働く当事者の方々の存在は、資料館という手段を使って社会に問いかけるという活動が、博物館の持つ新たな可能性を示しているように思え、衝撃を受けた。その後、ご縁があり、ハンセン病資料館の学芸員となり金相権さんをはじめ、成田稔先生や平澤保治さんらと共に働かせていただけることになったのだが、人生の先輩方の傍で直にその活動を目にできたことは、単に学芸員として働くということ以上の経験であったといっても過言ではなかった。二〇〇五年からハンセン病資料館でお世話になりながら、さまざまな資料館活動に携わってきたが、その先頭にはいつも金相権さんらがいた。寡黙な金相権さんではあったが、筋を通すそのまっすぐな姿は、多くの人びとからの人望も厚く、資料館の誇りであった。「在日朝鮮人とハンセン病」というテーマに取り組もうと思ったのは、金相権さんの働きを傍らで見てきた中で自然とわきあがってきた思いからであった。

また、本書で取り上げた金夏日さんにも事あるごとに在日朝鮮人入所者の歴史についておたずねし、そのたびに丁寧にお答えをいただいた。ご自身の短歌に表現されるような柔和な中にも社会の不条理をとく鋭さにいつも尊敬の念を抱いていた。本書執筆にあたり、いつも後押ししてくださったお一人である。そのうえ、本書への推薦のお言葉もいただいた。改めてお礼申し上げる。

「在日朝鮮人とハンセン病」というテーマを課題としたことは、私にとって自分自身を問うものであったように思う。全国の在日朝鮮人に限らない入所者のみなさまとの対話の中から気づかされることが沢山あった。多磨全生園の故金奉玉さん、故李衛さん、故長谷川一奉さん、故山本春子さん、佐川幸子さん、朴守連さん、金美智子さん、互助会のみなさま、大竹章さん、平澤保治さん、藤崎陸安さん、北高さん、佐々木松雄さん、故谺雄二さん、駿河療養所の三浦高正さん、加藤健さん、加藤博子さん、邑久光明園の故金潤任さん、花村慶子さん、榎本初子さん、望月拓郎さん、飯沼花子さん、長島愛生園の故金泰九さん、故近藤宏一さん、林博芳さん、大島青松園の故山本隆久さん、菊池恵楓園の志村康さん、太田明さん、遠藤邦江さん、吉山安彦さん、若松健次さん、杉野桂子さん、星塚敬愛園の星山一郎さんら多くのみなさまのお陰で在日朝鮮人入所者の生き様や闘いを知ることができた。

齋藤君子さんには、趙根在さんの写真について丁寧にご教示いただいた。喜田清さん、三宅美智子さん、大村健石さん、金本松子さん、金永子先生、山田昭次先生、遠藤隆久先生のお仕事を通して鬼籍に入った入所者も含め、多くの方々に出会うことができた。また先生方からはご助言もいただいた。感謝申し上げる。

東京学芸大学の君塚仁彦先生からは博物館学を受講していた学生時代からお世話になり、ハンセン病回復者と出会うきっかけをつくってくださった。東京外国語大学の中野敏男先生、李孝徳先生、米谷匡史先生には、「在日朝鮮人とハンセン病」というテーマについて日本だけではなく朝鮮半島や世界史の中で考察する意義を語っていただき、後押ししてくださった。

クレインの文弘樹さんには、金相権さんと共に「在日朝鮮人とハンセン病」というテーマを本としてまとめることを勧めていただき、本書を世に出すきっかけをつくってくださった。遅々として進まない執筆に寛大な心で待ち続けてくださったばかりか、適切なご助言を随所にしていただいたことに感謝申し上げたい。

また、国立ハンセン病資料館館長の成田稔先生をはじめ、職員のみなさまには写真資料のご提供ならびにハンセン病に関するご教示をいただいた。さらに公益財団法人韓昌祐・哲文化財団からは調査研究のための助成金をいただいた。ここに記して謝意を申し上げる。

ご希望によりお名前を掲載しなかった方もおられる。まだまだ多くの方に感謝の意を伝えなければならないが、継続する自分自身の課題を深めることで、感謝の意としたいと思う。

二〇一九年一月二四日
金相権さん一回忌の日に

金貴粉

主要参考文献（刊行年代順）

【単行本】

森田芳夫『在日朝鮮人処遇の推移と現状』法務研修所、一九五五年
友愛会『友愛会二十年史』一九六八年
国立療養所菊池恵楓園患者自治会『自治会50年史』一九七六年
全国ハンセン氏病患者協議会『全患協運動史——ハンセン氏病患者のたたかいの記録』一光社、一九七七年
多磨全生園患者自治会『倶会一処——患者が綴る全生園の七十年』一光社、一九七九年
多磨全生園盲人会『望郷の丘』一九七九年
大島青松園入園者自治会『閉ざされた島の昭和史——国立療養所大島青松園入園者自治会五十年史』一九八一年
栗生楽泉園患者自治会『風雪の紋——栗生楽泉園患者五十年史』一九八二年
長島愛生園入園者自治会『隔絶の里程——長島愛生園入園者五十年史』日本文教出版、一九八二年
大島青松園盲人会『わたしはここに生きた——国立療養所大島青松園盲人会五十年史』一九八四年
星塚敬愛園入園者自治会『名もなき星たちよ——星塚敬愛園五十年史』一九八五年
栗生楽泉園盲人会『湯けむりの園——栗生盲人会五十年史』一九八六年
東北新生園入園者自治会『忘れられた地の群像——東北新生園入園者自治会四〇年史』一九八七年

邑久光明園入園者自治会『風と海のなか――邑久光明園入園者八十年の歩み』日本文教出版、一九八九年
金地慶四郎『どっこい生きてるで――五十年の隔離の時を越えて』私家版、一九九〇年
梶村秀樹『在日朝鮮人論』明石書店、一九九三年
邑久光明園盲人会『白い道標――邑久光明園盲人会四〇年史』一九九五年
大竹章『無菌地帯――らい予防法の真実とは』草土文化、一九九六年
栗生楽泉園盲人会『続湯けむりの園』一九九六年
松本邦彦『GHQ日本占領史16　外国人の取り扱い』日本図書センター、一九九六年
山本俊一『増補　日本らい史』東京大学出版会、一九九七年
長島愛生園入園者自治会『曙の潮風――長島愛生園入園者自治会史』日本文教出版、一九九八年
全国ハンセン病療養所入所者協議会『復権への日月――ハンセン病患者の闘いの記録』光陽出版社、二〇〇一年
滝尾英二『朝鮮ハンセン病史――日本植民地下の小鹿島』未来社、二〇〇一年
藤野豊『「いのち」の近代史――「民族浄化」の名のもとに迫害されたハンセン病患者』かもがわ出版、二〇〇一年
多磨全生園盲人会『道標』創立50周年記念号、二〇〇四年
藤野豊編『近現代日本ハンセン病問題資料集成〈戦後編〉』第七巻・第九巻、不二出版、二〇〇四年
公益財団法人日弁連法務研究財団『ハンセン病問題に関する検証会議最終報告書』二〇〇五年
菊池恵楓園入所者自治会『壁をこえて――自治会八十年の軌跡』二〇〇六年
藤野豊『ハンセン病と戦後民主主義――なぜ隔離は強化されたのか』岩波書店、二〇〇六年
成田稔『日本の癩(らい)対策から何を学ぶか――新たなハンセン病対策に向けて』明石書店、二〇〇九年
田中宏『在日外国人(第三版)――法の壁、心の溝』岩波書店、二〇一三年

水野直樹・文京洙『在日朝鮮人　歴史と現在』岩波書店、二〇一五年
成田稔『日本の癩(らい)対策の誤りと「名誉回復」——今、改めてハンセン病対策を考える』明石書店、二〇一七年

【ニュースなど】

全国ハンセン病療養所入所者協議会『全患協ニュース』
全国ハンセン病盲人連合協議会『全盲連支部報』、『全盲連ニュース』
在日韓国・朝鮮人ハンセン病患者同盟『同盟支部報』第一号〜第三〇二号（一九六〇年〜二〇一六年）

【各園機関誌】

一般財団法人全生互恵会『多磨』（一九五二年一〇月一日までは『山櫻』）一九三〇年八月二八日〜現在
財団法人栗生楽泉園慰安会『高原』一九二五年一月二四日〜現在
国立療養所長島愛生園『愛生』一九五一年七月四日〜現在
国立療養所邑久光明園『楓』一九六一年九月三〇日（第三種郵便認可年、発行年不明）〜現在
菊池恵楓園入所者自治会『菊池野』一九六七年八月一九日（第三種郵便認可年、発行年不明）〜現在
星塚敬愛園入所者自治会『姶良野』一九四八年六月〜現在

在日朝鮮人入所者関連文献（刊行年代順）

■**在日朝鮮人入所者による著作一覧**（これまで当事者による文学作品、評論を中心に刊行（自費出版含む）されている）

奥二郎『奥二郎詩集』私家版、一九五八年
金夏日『歌集　無窮花』光風社、一九七一年
川野順（愈順凡）『荊――わが半生記と折々の歌』私家版、一九七二年
香山末子（金末子）『香山末子詩集　草津アリラン』梨花書房、一九八三年
金夏日『歌集　黄土』短歌新聞社、一九八六年
金夏日『点字と共に』皓星社、一九九〇年
香山末子（金末子）『鶯の啼く地獄谷』皓星社、一九九一年
許在文・金潤任『はてしなき涯　強制労働・発病・結婚』私家版、一九九二年
川野順（愈順凡）『狂いたる磁石盤』新幹社、一九九三年
金夏日『やよひ』短歌新聞社、一九九三年
金南甲『遺歌集　母恋情』私家版、一九九四年
香山末子（金末子）『青いめがね』皓星社、一九九五年
国本衛（李衛）『はじめに差別があった――「らい予防法」と在日コリアン』現代企画室、一九九五年
国本衛（李衛）『生きて、ふたたび　隔離55年――ハンセン病者半生の軌跡』毎日新聞社、二〇〇〇年
李乙順（河本富子）『私の歩んだ道――在日・女性・ハンセン病』『私の歩んだ道』を刊行する会、二〇〇一年

香山末子（金末子／金末壬）『エプロンのうた　香山末子詩集』皓星社、二〇〇二年
韓億洙（岡一郎）『詩集　恨』土曜美術社出版販売、二〇〇二年
崔龍一『猫を喰った話――ハンセン病を生きて』解放出版社、二〇〇二年
金夏日『歌集　機を織る音』皓星社、二〇〇三年
国本衛『生きる日、燃ゆる日――ハンセン病者の魂の軌跡』毎日新聞社、二〇〇三年
崔南龍『崔南龍写真帖　島の65年――ハンセン病療養所邑久光明園から』解放出版社、二〇〇六年
金泰九『在日朝鮮人ハンセン病回復者として生きた　わが八十歳に乾杯』牧歌舎、二〇〇七年
金夏日『歌集　一族の墓』影書房、二〇〇九年
崔南龍『一枚の切符――あるハンセン病者のいのちの綴り方』みすず書房、二〇一七年

■在日朝鮮人ハンセン病患者・回復者の記録集

邑久光明園韓国人互助会『孤島　韓国人ハンゼン氏病患者生活記録文集』第一集、一九六一年
邑久光明園韓国人ハンセン氏病療養所の生活を守る会『孤島　韓国人ハンセン氏病療養者生活記録』第二集、一九六二年
崔南龍編刊『孤島　韓国人ハンセン氏病療養者生活記録』第一集、第二集合本、一九八五年
金奉玉（山田昭次記録）『「皇国」と『ライ』と私の青春」『季刊　ソウル―東京』第四号、第六号　一九八六年八月、一九八七年二月
喜田清『名ぐはし島の詩――長島愛生園に在日朝鮮人・韓国人を訪ねて』海声社、一九八七年
『トラジの詩』編集委員会『トラジの詩』皓星社、一九八七年
立教大学史学科山田ゼミナール『生きぬいた証に――ハンセン病療養所多磨全生園朝鮮人・韓国人の記

録』緑蔭書房、一九八九年
立教大学史学科山田ゼミナール「苦難を生きぬいて――ハンセン病療養所多磨全生園朝鮮人・韓国人の記録　その一～九」『月刊私教育』一一五号～一二三号、実生出版、一九八九年二月～一〇月
日本聖公会日韓協働委員会『草津のタルピッ(月あかり)――在日韓国朝鮮人ハンセン病者の証言』聖公会出版、一九九九年
崔碩義『在日の原風景』明石書店、二〇〇四年
姜信子『今日、私は出発する――ハンセン病と結び合う旅・異郷の生』解放出版社、二〇一一年

※これらの記録集の中でも先駆けとなる『孤島』は、障害福祉年金が入所者にも支給されることになったが、国籍の違いから朝鮮人には支給されず、園内で経済格差ができてしまったことの是正を訴えるために、朝鮮人入所者の生活記録を記そうと作成されたものである。朝鮮人入所者たちの入所経緯をはじめ、貴重な証言が編まれている。二〇〇七年に邑久光明園入所者の崔南龍によって復刊された(解放出版社刊)。

■研究論文

金永子「国民年金法成立とハンセン病療養所の在日朝鮮人」『四国学院大学論集』第一〇一号、一九九九年三月
――「ハンセン病療養所における在日朝鮮人の闘い――「互助会」(多磨全生園)の活動を中心に」『四国学院大学論集』第一一一号、第一一二号合冊、二〇〇三年十二月
金貴粉「解放後における出入国管理体制と在日朝鮮人ハンセン病患者」『学術論文集』第二七集、財団

法人朝鮮奨学会、二〇〇九年十二月
金貴粉「在日朝鮮人女性とハンセン病――邑久光明園を中心に」『地に舟をこげ』第5号、社会評論社、二〇一〇年十一月
――「在日朝鮮人とハンセン病」『抗路』第2号、クレイン、二〇一六年五月
――「해방 이후 제일조선인 한센병 환자의‘삶’」『주권의 야만』성공회대학교 신학협력단（「解放以後 在日朝鮮人ハンセン病患者の〝生〟」『主権の野望』聖公会大学校神学協力団）、二〇一七年一月
――「ハンセン病療養所における在日朝鮮人と年金問題」『アジア太平洋研究センター年報』14号、大阪経済法科大学、二〇一七年三月

関連年表

年号	在日朝鮮人ハンセン病患者・回復者	ハンセン病関連	国内外の情勢
1873（明治6）		ノルウェーの医学者アルマウェル・ハンセン、らい菌を発見	
1889（明治22）		日本で初めてのハンセン病療養所である私立神山復生病院が、フランス人のテストウィド神父によって設立される	大日本帝国憲法発布
1897（明治30）		第一回国際癩会議開催（ベルリン）。伝染病予防法公布	
1907（明治40）		法律第十一号「癩予防ニ関スル件」公布	
1909（明治42）		全国五ヵ所に連合府県立の公立癩療養所が設立（青森、東京、大阪、香川、熊本）。収容対象は放浪するハンセン病患者（「浮浪癩」）	
1910（明治44）			韓国併合

年号	在日朝鮮人ハンセン病患者・回復者	ハンセン病関連	国内外の情勢
1916（大正5）		「癩予防ニ関スル件施行規則」の一部を改定し、院長に懲戒検束権付与。朝鮮・小鹿島に小鹿島慈恵医院設立（朝鮮）	第一次世界大戦勃発
1919（大正8）			三・一独立運動起こる（朝鮮）
1922（大正11）	全生病院年報に初めて朝鮮人1名（男性）の入所記載あり		
1923（大正12）	外島保養院（現・邑久光明園）年報に朝鮮人1名（男性）の入所記載あり		
1925（大正14）	九州癩療養所（現・菊池恵楓園）年報に朝鮮人4名（男性）の入所記載あり		
1926（昭和1）	第四区療養所（現・大島青松園）年報に朝鮮人2名（男性）の入所記載あり		
1930（昭和5）		国立癩療養所長島愛生園開園	
1931（昭和6）	長島愛生園年報に朝鮮人15名（男性14名、女性1名）の入所記載あり	「癩予防法」公布。収容対象が全患者へ。沖縄県立宮古保養院開院	満州事変

１９３２（昭和７）	全生病院入所者の文守奉（戸倉文吉）が同胞の会を結成	国立癩療養所栗生楽泉園開園。朝鮮癩予防協会創設（朝鮮）	「満州国」成立
１９３４（昭和９）	栗生楽泉園年報に朝鮮人９名（男性）の入所記載あり		
１９３５（昭和10）		国立癩療養所星塚敬愛園開園。「朝鮮癩予防令」公布（朝鮮）	
１９３７（昭和12）	星塚敬愛園年報に朝鮮人２名（男性１名、女性１名）の入所記載あり		盧溝橋事件、日中戦争勃発
１９３８（昭和13）		沖縄県立国頭愛楽園（現・沖縄愛楽園）開園	国家総動員法公布（在日朝鮮人にも適用）
１９３９（昭和14）		国立癩療養所東北新生園開園	第二次世界大戦（～１９４５年）。労務動員計画（「朝鮮人労働者内地移住ニ関スル件」）に基づく朝鮮人労働者集団移入開始
１９４１（昭和16）		連合府県立の療養所が国に移管される	太平洋戦争勃発
１９４２（昭和17）			朝鮮人への徴兵制適用を決定。官斡旋方式による労務動員を開始。朝鮮人に対する徴兵制導入を閣議決定

年号	在日朝鮮人ハンセン病患者・回復者	ハンセン病関連	国内外の情勢
1943（昭和18）		国立癩療養所奄美和光園開園	学徒兵制実施。朝鮮人学生にも「志願」という名目で適用
1944（昭和19）		傷痍軍人駿河療養所、官制告示される（翌年、厚生省に移管、国立駿河療養所と改称）	徴用による朝鮮人労務動員。中央協和会、中央興生会に改称。在日朝鮮人「処遇改善策」を閣議決定
1945（昭和20）			8月15日　日本敗戦。朝鮮解放。9月2日　日本、降伏文書調印。10月15日　在日本朝鮮人連盟（朝連）結成。12月17日　旧植民地出身者（在日朝鮮人、台湾人）の参政権停止
1946（昭和21）		東京大学でプロミンが合成され、翌年から治療開始	GHQの指示により在日朝鮮人の帰国「計画輸送」開始。12月に日本政府が在日朝鮮人の「計画輸送」中止を発表。10月3日　在日本朝鮮居留民団（民団）結成
1947（昭和22）			5月2日　最後の勅令「外国人登録令」交付、即日施行。5月3日　日本国憲法施行

１９４８（昭和23）			４月３日　済州島４・３事件。４月24日　阪神教育闘争。８月25日　大韓民国建国。９月９日　朝鮮民主主義人民共和国建国
１９５０（昭和25）			６月25日　朝鮮戦争勃発。12月28日　大村収容所開設（１９５２年12月25日まで15次にわたり、計５６２５名が強制送還）
１９５１（昭和26）	10月４日に公布された「出入国管理令」第24条に、日本国外へ強制退去させることができる外国人として「らい予防法の適用を受けているらい患者」と記載される。これに対し、多磨全生園の金哲元他77名が、強制送還をしないよう厚生省を始めとする関係諸機関に連名で嘆願書を送る	全国国立癩療養所患者協議会結成（現・全国ハンセン病療養所入所者協議会。略称「全療協」）	サンフランシスコ講和会議。日韓予備会議開催（52年より本会議）。10月４日　出入国管理令（入管令）及び入国管理庁設置令を制定公布
１９５２（昭和27）		らい予防法闘争始まる（〜１９５３年）	４月28日　サンフランシスコ講和条約発効。在日朝鮮人の日本国籍剥奪。「外国人登録法」交付
１９５３（昭和28）	菊池恵楓園内に主に「密入国」のハンセン病患者を収監させるための大村収容所菊池分室が、翌年９月までの１年間に限り設置される。菊池恵楓園に隣接して菊池医療刑務支所が開所	「らい予防法」成立	７月27日　板門店で朝鮮戦争休戦協定正式調印

年号	在日朝鮮人ハンセン病患者・回復者	ハンセン病関連	国内外の情勢
1955（昭和30）			4月28日　外国人登録法に基づく指紋押捺制度開始。5月25日　在日本朝鮮人総連合会（総連）結成
1959（昭和34）	在日朝鮮人、韓国人ハンゼン氏病患者同盟（略称「同盟」。現・在日韓国・朝鮮人ハンセン病患者同盟）結成		8月13日　在日朝鮮人帰国のための日・朝赤十字協定調印。12月14日第一次帰国船、238世帯975名を乗せ、清津に向け新潟を出港（187次にわたり、9万3300余名が帰国）
1960（昭和35）			1月19日　改定日米安保条約調印。4月19日　韓国で4・19学生革命により李承晩政権打倒
1961（昭和36）		沖縄で「ハンセン氏病予防法」制定	5月16日　朴正熙、軍事クーデター決行、韓国で軍事政権成立
1962（昭和37）	第二回同盟支部長会議（6月20日～24日）が長島愛生園で開催される。同盟名称が在日朝鮮人ハンゼン氏病患者同盟に改称される。全園の在日朝鮮人入所者数が716名を数える		
1964（昭和39）		患者ではなく、職員による看護・介護を求める六・五闘争を行ない、療養できる体制の確立を要求	

1965（昭和40）	第四回同盟支部長会議（4月10日～14日）が五日間の日程で多磨全生園で開催される		6月22日　日韓基本条約調印、在日韓国人の法的地位が決まる
1971（昭和46）	前年度の「らい調査会」答申により、「自用費」方式の給与金制度となり、一律支給することで年金による経済格差は一応の「解消」を得る		
1972（昭和47）	第六回同盟支部長会議（5月8日～11日）が長島愛生園で開催される。同盟名称が在日外国人ハンセン病患者同盟になる	ハンセン病療養所の医療を充実させる総決起集会と「医者よこせデモ」	沖縄返還
1992（平成4）	第七回同盟支部長会議（4月8日～9日）が多磨全生園で開催される。全園の在日朝鮮人入所者数は321名。同盟名称が「在日韓国・朝鮮人ハンセン病患者同盟」に仮称することが決定され、以後継続する		
1993（平成5）		高松宮記念ハンセン病資料館開館	
1996（平成8）		「らい予防法」廃止	

年号	在日朝鮮人ハンセン病患者・回復者	ハンセン病関連	国内外の情勢
1998（平成10）		星塚敬愛園と菊池恵楓園の入所者13名が国家賠償請求訴訟を熊本地裁に提訴。1999年には全国ハンセン病療養所入所者協議会が裁判支持を決議。東日本地域の療養所と長島愛生園・邑久光明園の入所者が、それぞれ東京地裁と岡山地裁に提訴	
2001（平成13）		熊本地裁で原告勝訴の判決。国は控訴を断念し、「ハンセン病問題の早期かつ全面的な解決に向けての内閣総理大臣談話」を発表。「ハンセン病療養所入所者等に対する補償金の支給等に関する法律」公布	
2007（平成19）		「高松宮記念ハンセン病資料館」が「国立ハンセン病資料館」として再開館	
2008（平成20）		「ハンセン病問題の解決の促進に関する法律」（通称「ハンセン病問題基本法」）公布。2009年施行	
2018（平成30）	全国の在日朝鮮人入所者数が52名（11月時点）	全療養所の入所者数〔私立含む〕が1333名（5月時点）	

資料

■各園の在日朝鮮人入所者数

・統計数字はすべて著者調べ（各園年報等）
・空白年は年報等で数字が公開されておらず不明
・［—］は年報等が存在しておらず不明
・表の年度以降の数字は各園の年報等で公開されておらず不明
・「駿河療養所」の入所者数は年報等が発行されておらず不明

■在日外国人ハンセン病患者同盟規約

「栗生楽泉園」在日朝鮮人入所者数

年	在日朝鮮人		在日韓国人		合計	全体数
	男	女	男	女		
1934(昭和9)	9	0			9	183
1935(昭和10)	11	0			11	270
1936(昭和11)	13	0			13	351
1937(昭和12)	18	0			18	433
1938(昭和13)	12	1			13	586
1939(昭和14)	15	1			16	962
1940(昭和15)	37	7			44	1071
1941(昭和16)	37	7			44	1071
1942(昭和17)	50	7			57	1263
1943(昭和18)	96	20			116	1322
1944(昭和19)	218	19			237	1335
1945(昭和20)	79	8			87	1313
1946(昭和21)						
1947(昭和22)						
1948(昭和23)	46	7			53	938
1949(昭和24)	50	10			60	1011
1950(昭和25)	50	11			61	1045
1951(昭和26)	50	9			59	1059
1952(昭和27)	49	9			58	1051
1953(昭和28)	53	9			62	1059
1954(昭和29)	48	7			55	1059
1955(昭和30)	48	8			56	1060
1956(昭和31)	48	7			55	1049
1957(昭和32)	48	8			56	1032
1958(昭和33)	42	8			50	1019
1959(昭和34)	43	8			51	1017
1960(昭和35)	44	8			52	992
1961(昭和36)	34	9	8	0	51	975
1962(昭和37)	34	8	9	0	51	965
1963(昭和38)	32	8	9	1	50	950
1964(昭和39)	33	7	8	1	49	929
1965(昭和40)	31	6	11	2	50	909
1966(昭和41)	28	6	8	2	44	884
1967(昭和42)	21	5	21	3	50	863
1968(昭和43)	21	5	21	3	50	840
1969(昭和44)	20	15	20	3	58	819
1970(昭和45)	20	6	20	3	49	804
1971(昭和46)	21	6	13	4	44	801
1972(昭和47)	20	6	13	4	43	792
1973(昭和48)	18	6	12	4	40	781
1974(昭和49)	18	6	12	4	40	782
1975(昭和50)	5	6	23	9	43	760
1976(昭和51)	5	1	23	9	38	753
1977(昭和52)	4	1	21	9	35	732
1978(昭和53)	3	1	21	9	34	711
1979(昭和54)	3	1	21	9	34	700
1980(昭和55)	2	1	18	9	30	682
1981(昭和56)	2	1	17	9	29	660
1982(昭和57)	2	1	18	7	28	644
1983(昭和58)	2	0	17	7	26	607
1984(昭和59)	1	1	18	6	26	587
1985(昭和60)	1	1	18	5	25	574
1986(昭和61)	1	1	17	6	25	562
1987(昭和62)	1	1	17	6	25	540

「菊池恵楓園」在日朝鮮人入所者数

年	在日朝鮮人		合計	全体数	年	在日朝鮮人		合計	全体数
	男	女				男	女		
1925(大正14)	4	0	4	333	1939(昭和14)	24	4	28	1015
1926(昭和1)	2	0	2	417	1940(昭和15)	22	9	31	1075
1927(昭和2)	3	0	3	505	1941(昭和16)	27	10	37	1122
1928(昭和3)	—	—	—	—	1942(昭和17)	35	14	49	1157
1929(昭和4)	2	0	2	555	1943(昭和18)	44	16	60	1112
1930(昭和5)	6	0	6	629	1944(昭和19)				
1931(昭和6)	7	0	7	704	1945(昭和20)	49	13	62	932
1932(昭和7)	10	0	10	723	1946(昭和21)	—	—	—	—
1933(昭和8)	12	1	13	763	1947(昭和22)	49	11	60	936
1934(昭和9)	23	3	26	821	1948(昭和23)	53	13	66	969
1935(昭和10)	25	4	29	839	1949(昭和24)	54		54	1043
1936(昭和11)	25	4	29	977	1950(昭和25)	67		67	1111
1937(昭和12)	24	4	28	1042	1951(昭和26)	88		88	1477
1938(昭和13)	18	2	20	1032	1952(昭和27)	101		101	1560

■ 1949年から1952年は男女別の統計をとっていない.

「大島青松園」在日朝鮮人入所者数

年	在日朝鮮人		合計	全体数	年	在日朝鮮人		合計	全体数
	男	女				男	女		
1924(大正13)				265	1942(昭和17)	—	—	—	—
1925(大正14)					1943(昭和18)				
1926(昭和1)	2	0	2		1944(昭和19)				
1927(昭和2)	1	0	1		1945(昭和20)	9	2	11	590
1928(昭和3)	4	1	5		1946(昭和21)	31	1	32	546
1929(昭和4)	1	1	2		1947(昭和22)				
1930(昭和5)	1	1	2		1948(昭和23)				
1931(昭和6)	1	0	1		1949(昭和24)				
1932(昭和7)	4	0	4		1950(昭和25)				
1933(昭和8)	5	0	5		1951(昭和26)	9		9	
1934(昭和9)	6	0	6		1952(昭和27)	9		9	
1935(昭和10)	11	0	11		1953(昭和28)	10		10	
1936(昭和11)	9	1	10		1954(昭和29)	10		10	
1937(昭和12)	8	3	11		1955(昭和30)	8		8	
1938(昭和13)	7	1	8		1956(昭和31)	—	—	—	—
1939(昭和14)	5	1	6		1957(昭和32)	9	2	11	686
1940(昭和15)	5	1	6		1958(昭和33)	8	2	10	704
1941(昭和16)	6	1	7						

「松丘保養園」在日朝鮮人入所者数

年	在日朝鮮人		合計	全体数	年	在日朝鮮人		合計	全体数
	男	女				男	女		
1931(昭和6)	1	0	1	296	1939(昭和14)	2	0	2	499
1932(昭和7)	2	0	2	356	1940(昭和15)	3	0	3	502
1933(昭和8)	3	0	3	378	1941(昭和16)	6	0	6	707
1934(昭和9)	3	0	3	489	1942(昭和17)	16	0	16	824
1935(昭和10)	3	0	3	520	1943(昭和18)	22	0	22	813
1936(昭和11)	3	0	3	508	1944(昭和19)	21	0	21	779
1937(昭和12)	3	0	3	533	1945(昭和20)	7	0	7	711
1938(昭和13)	3	0	3	533	1946(昭和21)	8	0	8	598

「星塚敬愛園」在日朝鮮人入所者数

年	在日朝鮮人		合計	全体数	年	在日朝鮮人		合計	全体数
	男	女				男	女		
1937(昭和12)	1	1	2	447	1949(昭和24)	9	4	13	927
1938(昭和13)					1950(昭和25)	18		18	973
1939(昭和14)					1951(昭和26)	13		13	1011
1940(昭和15)	2	0	2	886	1952(昭和27)	5		5	1054
1941(昭和16)	3	1	4	1208	1953(昭和28)	5		5	1188
1942(昭和17)	8	1	9	1279	1954(昭和29)	8		8	1215
1943(昭和18)	8	2	10	1353	1955(昭和30)	10		10	1226
1944(昭和19)	6	3	9	1253	1956(昭和31)	10		10	1234
1945(昭和20)	4	2	6	1078	1957(昭和32)	4		4	1369
1946(昭和21)	3	2	5	832	1958(昭和33)	4		4	1420
1947(昭和22)	4	3	7	801	1959(昭和34)	4		4	1429
1948(昭和23)	4	2	6	877					

■ 1950年以降は男女別の統計をとっていない.

「東北新生園」在日朝鮮人入所者数

年	在日朝鮮人		合計	全体数	年	在日朝鮮人		合計	全体数
	男	女				男	女		
1939(昭和14)	2	0	2	52	1953(昭和28)				
1940(昭和15)	8	0	8	450	1954(昭和29)	9		9	597
1941(昭和16)	10	0	10	590	1955(昭和30)				
1942(昭和17)	16	0	16	625	1956(昭和31)	11		11	626
1943(昭和18)	16	0	16	624	1957(昭和32)	10		10	628
1944(昭和19)	18	0	18	624	1958(昭和33)				
1945(昭和20)	30	0	30	605	1959(昭和34)	15		15	625
1946(昭和21)	31	0	31	568	1960(昭和35)	12		12	591
1947(昭和22)					1961(昭和36)	12		12	590
1948(昭和23)	26	0	26	509	1962(昭和37)	13		13	582
1949(昭和24)	10		10	508	1963(昭和38)	10		10	560
1950(昭和25)	9		9	506	1964(昭和39)	9		9	556
1951(昭和26)	10		10	566	1965(昭和40)	9		9	554
1952(昭和27)	11		11	602	1966(昭和41)	9		9	547

■ 1949年以降は男女別の統計をとっていない.

「在日外国人ハンセン病患者同盟規約」

一九七二年五月九日改正（支部長会議　於長島支部）
一九七二年六月一日実施

第一章　総　則

第一条　本同盟は在日外国人ハンセン病患者同盟とよぶ。
第二条　本同盟は国立及び私立療養所に入所中の患者組織体の同胞を以っ《(ママ)》て組織する。

第二章　綱　領

第三条　われらは同胞療友間の兄弟的友愛と団結を期する。
第四条　われらはわれらに好意的なあらゆる団体との親交を期する。
第五条　われらは同胞療友の民主的民族権利の擁護を期する。
第六条　われらは同胞療友の生活権擁護と福祉増進を期する。
第七条　われらは同胞療友の民族的自覚と文化向上を期する。
第八条　われらは日本人療友との善隣友好を期する。

第三章　機　関

第九条　本同盟は、本部並びに支部を以っ《(ママ)》て構成し、本部は各支部を総轄する。本部は原則として各支部一年毎の持回りとし、本部は各支部の組織体に置く。（但し、本部所在地をも含む）
第十条　本同盟に左の機関を置く。
一、支部長会議
二、書面会議
第十一条　本同盟に左の役員を置く。

一、委員長　　一名
二、事務局長　一名
三、本部員（駐在員）は必要に応じて置く。
四、各支部長

第十二条　委員長は本同盟を代表し同盟業務を総轄する。

第十三条　事務局長は委員長を補佐し、委員長事故ある時はこれを代行する。

第十四条　支部長は各園組織体の代表が当（ママ）る。

第四章　会　議

第十五条　支部長会議は本同盟の最高決議機関であって必要ある場合委員長が各支部の諒解を得て召集する。又、過半数の支部長の要請があった場合は開かなければならない。

第十六条　支部長会議は各支部代表一－二名によって構成され、支部の過半数が出席しなければ成立しない。

第十七条　支部長会議の議決は支部一個の代表権をもって全支部の過半数によって決定する。但し可否同数の場合は委員長が決する。支部長会議の決議事項は各支部の同意を得る。

第十八条　支部長会議を開く場合、支部長は会議に提出する議題を二ヵ月前に本部へ送付する。本部は支部長会議日程、議題資料等を会議一ヵ月前に各支部に提示する。

第十九条　支部長会議の議事並びに決定事項は記録し公表しなければならない。

第二十条　支部長会議の決定事項以外に於いて本同盟の運営上重要な事項は、各支部長の書面会議を以って（ママ）決定する。書面会議は委員長が必要と認めた場合、又は支部長の要請があった場合、随時開催する。

第二十一条　書面会議は左の方式をもって行う。
一、支部長は書面会議にはかる議題を提出する場合、提案理由を附記する。
二、委員長は提出された議題を各支部に送付して支部長の意見を求める。
三、支部長は提出された議題に対する意見書を定められた期日までに提出する。
四、委員長は各支部の意見書を取りまとめ各支部に送付しなければならない。

五、支部長は議題に対する賛否の票を期日までに委員長に送付する。

第二十二条　賛否の決は第十七条に準ずる。

第二十三条　委員長は書面会議の結果を各支部に報告しなければならない。

第二十四条　本部役員は、事務、会計、その他必要業務を行う。

第五章　同盟費用

第二十五条　本同盟の経費は同盟費及び寄付金によってまかなう。

第二十六条　本同盟費は一人月十円とし、五、十の二期に納める。

第二十七条　本同盟の会計は毎年上半期、下半期の二回会計報告書を作成し各支部長の承認を受けなければならない。

第二十八条　本部は毎年四月一日から翌年三月三十一日迄の年度予算を作成し各支部に提出して承認を受けなければならない。

第二十九条　会計監査は本部所在地の本部役員以外の支部役員がこれにあたる。

第三十条　本同盟本部員の手当として総額月四五〇〇円を会計より支出する。

第三十一条　本同盟本部員が出張した場合は旅費は実費とし、食費は一食三〇〇円、他に一日三〇〇円の手当を支給する。但し緊急の場合を除き、出張の際は予め各支部の了解を得なければならない。

第三十二条　支部長会議の経費及び出席支部代表の出張費は本部が各支部にその都度報告する。

第六章　附　則

第三十三条　本規約の改廃は支部長会議、又は書面会議を経て、各支部の批准を受ける。

第三十四条　本規約は一九七二年六月一日より実施する。

以　上

【著者紹介】

金　貴粉（キン・キブン）

北海道函館市生まれ．

東京学芸大学大学院教育学研究科美術教育専攻修了．

現在，国立ハンセン病資料館学芸員，大阪経済法科大学アジア太平洋研究センター客員研究員，津田塾大学非常勤講師．


主要論考に「朝鮮癩予防協会の設立とその背景——八紘一宇の塔を手がかりに」『平和概念の再検討と戦争遺跡』（明石書店），「ハンセン病療養所における盲人組織の設立」『国立ハンセン病資料館研究紀要』第3号，「ハンセン病療養所における在日朝鮮人と年金問題」『アジア太平洋研究センター年報』14号（大阪経済法科大学）等の他，「朝鮮美術展覧会における書部門廃止と書認識の変容」『書学書道史研究』第26号（書学書道史学会），「『槿域書画徴』制作の意図とその意義」『韓国朝鮮の文化と社会』第17号（韓国朝鮮文化研究会）等がある．

在日朝鮮人ハンセン病回復者の歴史，朝鮮書芸史を主な研究テーマとして活動している．

在日朝鮮人とハンセン病

2019年 3月 1日　第1刷発行

著　者◉金　貴粉
発行者◉文　弘樹
発行所◉クレイン
〒180-0004
東京都武蔵野市吉祥寺本町 1-32-9
TEL 0422-28-7780
FAX 0422-28-7781
http://www.cranebook.net

印刷所◉創栄図書印刷

ISBN978-4-906681-52-5

協　力◉渡辺康弘　あくつようこ　牛島なぐね